Sandrine Vigny

« Écoutez-moi »

Charly : un enfant autiste et un système à défier

Chapitres

La vie n’est pas une fête perpétuelle, c’est une vallée de larmes, mais c’est aussi une vallée de roses.

Merci pour les roses, merci pour les épines. Si vous parlez des larmes, il ne faut pas oublier les roses. (Jean d’Ormesson)

I. Notre première rencontre

J'attends un enfant. À quarante-deux ans, cette annonce illumine mon cœur d'une joie indescriptible. Cette famille devient celle que j'avais tellement souhaitée, celle que j'idéalisais. Ce projet commun de l'agrandir et tous les rêves qui l'accompagnent. J'aspire à offrir à mon enfant un environnement stable, où le soutien émotionnel sera omniprésent, car je sais à quel point ces éléments sont cruciaux pour le développement et l'épanouissement. C'est dans ce cocon sécurisant que nous pourrons grandir ensemble, nourris d'amour et de compréhension.

Je suis déjà la mère comblée de deux enfants, Hugo et Antoine sont mes deux grands garçons, et ils illuminent ma vie de mille façons. Leur énergie, leur curiosité et leur sens de l'humour apportent une joie inestimable à notre foyer. Chaque moment passé avec eux est une source de bonheur, qu'il s'agisse de partager des rires autour d'une activité ou simplement de les voir grandir et s'épanouir. Leur amour et leur complicité me comblent de fierté, et je suis reconnaissante de pouvoir les accompagner dans leurs découvertes et leurs rêves. Hugo et Antoine sont non seulement mes fils, mais aussi mes précieux alliés dans cette aventure familiale.

Il y a quelques années à peine, j'avais fait le deuil d'une grossesse espérée. J'utilise la première personne, mais au fond, mes deux fils aussi ont souffert de ce deuil. Je ne peux m'en approprier toute la souffrance, tant nous étions heureux de pouvoir agrandir notre famille. Chaque sourire, chaque éclat de rire résonnait dans notre foyer, et l'idée d'accueillir un nouvel enfant remplissait nos cœurs d'une joie indescriptible. Mais sa perte a laissé un vide, une ombre sur nos journées.

Pour préserver son souvenir, nous avons décidé d'instaurer un rituel à l'occasion duquel nous allumons une bougie à sa mémoire. C'est notre façon de dire que, même si nous ne pouvons pas le voir, il fait toujours partie de nous. Ensemble, nous continuons à avancer, main dans la main, cherchant la lumière.

Au terme d'un long cheminement émotionnel, j'avais enfin accepté l'idée de ne plus avoir d'enfant. Il m'a fallu du temps pour réaliser que ma vie était déjà riche de ces deux magnifiques fils.

Après avoir traversé les épreuves de six fausses couches et le chagrin de perdre une petite fille en octobre 2009, j'avais commencé à me convaincre qu'il était temps de tourner la page.

Pourtant, contre toute attente, en 2014, le destin a choisi de me gratifier d'un cadeau inattendu. Je ressens cette nouvelle grossesse comme une récompense, une prière exaucée. Pour moi, cet enfant représente bien plus qu'un simple désir ; il est devenu un besoin profond, une pièce manquante de mon existence, que je n'hésite pas à qualifier ainsi.

Il est vrai que le terme « besoin » peut sembler inapproprié pour un événement aussi merveilleux. Mais c'est ainsi que je le ressens, et pourquoi devrais-je masquer cette vérité ? Pourquoi ne pas la partager, l'écrire, la crier ?

Il existe un adage qui pourrait bien s'appliquer ici : si ton émotion est convaincue, n'en doute pas, même devant les autres. Pourquoi vouloir déformer la pureté de mes sentiments ? Les cacher reviendrait à me mentir, à vous mentir.

Abraham Maslow, dans les années quarante, a établi une hiérarchie des besoins humains, plaçant les besoins physiologiques à la base de sa pyramide. Ces besoins fondamentaux, liés à la survie – respirer, se nourrir, se loger –, constituent le socle de ma conscience, voire de mon inconscient. J'ai besoin de cet enfant pour ma propre survie, pour apaiser le vide laissé par la perte de ma fille, mon Ange. Ce désir ne me semble en rien malsain ; au contraire, il serait un baume sur mes blessures.

Peu importe ce que les théories psychiatriques pourraient en dire, je défends mes pensées et mes émotions avec force. Cet événement n'était pas prévu, mais je le considère comme un sublime cadeau du ciel. On m'a souvent dit qu'à mon âge, je devrais m'abstenir, ne plus avoir d'enfant. Je ne donnerai pas de crédit à cette idée. Mon âge biologique m'a permis d'accueillir cet enfant, et je suis convaincue que l'âge chronologique ne devrait pas dicter mes choix.

De plus, une étude menée à l'université de Boston a révélé que la maternité tardive pourrait être associée à une longévité supérieure à la moyenne. Les chercheurs, en examinant des données sur l'influence génétique à travers les générations, ont identifié 311 femmes devenues mères tardivement ayant vécu jusqu'à au moins quatre-vingt-quinze ans, comparées à cent cinquante et un autres, non concernées par une grossesse tardive, qui ont connu une destinée plus courte. Cette recherche ouvre une voie de réflexion sur les préjugés liés à l'âge et la maternité, et m'encourage à célébrer ce moment de ma vie avec gratitude.

L'un des auteurs de cette étude, Thomas Perls, est un expert en épidémiologie, en génétique du vieillissement et en longévité exceptionnelle. Il est également reconnu comme l'un des leaders internationaux dans ce domaine fascinant. En plus de cela, il est chercheur au sein de la Long Life Family Study, un projet financé par la NIA. Mais attention, ne lui parlez pas de l'industrie « anti-âge », car il n'hésite pas à la critiquer avec verve ! En 2004, dans le Boston Globe, il a affirmé qu'il était temps d'arrêter de penser que les mamans ayant eu des grossesses tardives sont des inconscientes. Selon ses recherches, ces femmes vieillissent en réalité remarquablement bien. Il soutient même qu'elles pourraient gérer leurs adolescents avec une aisance déconcertante, bien qu'il recommande tout de même de ne pas retarder la maternité.

Dans une étude antérieure, il a observé que les femmes ayant une grossesse après quarante ans pourraient même vivre jusqu'à cent ans. J'adore cette idée *(rire)*. Dans le Washington Post, il a ajouté que les gènes de la longévité ne seraient pas le fruit de miracles liés à la grossesse, mais plutôt d'une capacité génétique globale. En d'autres termes, il pense que le fait de retarder la ménopause et de pouvoir avoir des enfants plus tard est une pression sélective génétique qui pourrait favoriser certaines variantes génétiques. Selon lui, ces gènes permettent non seulement à une femme de concevoir naturellement à un âge avancé, mais aussi de ralentir le vieillissement et de réduire les risques de maladies liées à l'âge, comme les crises cardiaques, les AVC, le diabète et même certains cancers.

Bien sûr, il reste encore quelques zones d'ombre à éclaircir, mais je tenais à partager ces réflexions avec vous.

Je pense que les pensées négatives qui hantent certaines personnes ne sont que le reflet de leurs propres peurs. La complexité des idées de certains, en matière de science de la rue, ne devrait pas freiner le bonheur d'être à nouveau maman. Je m'éloignerai de ces préoccupations avec une étonnante facilité, car je refuse qu'elles absorbent mon énergie positive.

Quoi qu'il en soit, peu importe les jugements, les idées préconçues ou les obstacles, je suis prête à accueillir ce petit cœur qui bat déjà en moi. L'âge m'a sans doute permis d'aborder cette grossesse tardive sans complexe, et pour l'instant, tout se passe plutôt bien. Je vais m'éloigner d'eux sans autorisation, car ils pourraient absorber mon énergie positive.

Je travaille dans ma location de skis jusqu'à la veille de l'accouchement. Ce détail peut sembler anodin, mais il est pertinent, car il pourrait avoir une importance inconsciente, surtout chez de nombreuses mamans avec des enfants touchés par des troubles du spectre autistique. Le sentiment de culpabilité analysant chaque acte qui aurait pu contribuer à cette différence qui allait faire partie de ma vie.

Quant à mon poids, parlons-en un peu, celui-ci m'incommode légèrement ! J'ai pris quarante-trois kilogrammes en neuf mois, un bel euphémisme. Étant sujette à de fortes prises de poids pendant mes grossesses, j'avais décidé de voir un hypnotiseur pour éviter une surcharge pondérale excessive et la fameuse envie irrépressible de grignoter.

Après une analyse très simple, il s'avère que soit l'hypnose ne fonctionne pas pour moi, soit mon hypnotiseur n'était pas à la hauteur. En tout cas, j'ai pris ces quarante-trois kilos, et pas la peine d'avoir fait un doctorat pour s'en rendre compte ! L'hypnose, manifestement, ce n'est pas ma tasse de thé.

Je pense que cela rassurera beaucoup de mamans qui se sont senties énormes pendant leur grossesse. Bien sûr, l'arrêt du tabac et la rétention d'eau n'ont pas fait de miracles pour ma silhouette. J'ai mangé, mangé, et encore mangé, comme pour évacuer l'angoisse d'une nouvelle grossesse après un enfant mort-né. On a souvent cette idée fausse que la grossesse mène à la joie, mais elle peut aussi être source d'une douleur insupportable. Une douleur qui vous déchire sans anesthésie, sans pitié, sans remords. Cette douleur a laissé un vide si intense en moi que je peine à croire que cette nouvelle grossesse sera belle jusqu'au bout. Alors, je mange encore, comme si la nourriture pouvait écraser cette angoisse qui pèse sur mon corps et mon esprit.

Heureusement, tout se passe merveilleusement bien. Mon bébé est né sans difficulté le 15 février 2015. Une véritable bénédiction, un vide enfin comblé. L'accouchement s'est déroulé à merveille, et mon bébé est parfait et si beau ! Je parle ici avec l'objectivité d'une maman, pas de débat là-dessus *(rire)*. Son poids est de 4,350 kilogrammes, mais je ne suis pas là pour parler de poids. Je ne suis en compétition avec personne, surtout pas quand il s'agit d'enfants.

Il est assez incroyable de constater à quel point l'âge nous apprend à relativiser cette compétition absurde autour des mensurations des bébés. Avant même de demander comment se portent la mère et l'enfant, on s'empresse de connaître le poids du nourrisson, comme s'il s'agissait du plat principal d'un dîner entre amis.

Il est là, il a tous ses membres – oui, je sais, c'est une de mes psychoses, mais que voulez-vous ! Amis psychiatres, amusez-vous ! En résumé, il est d'une magnificence absolue. Il respire et embaume mon cœur d'une joie intense et incommensurable. Je suis calme, si calme, que l'enfant l'est tout autant. Je le hume, m'en imprègne jusqu'au plus profond de mes sens. J'apprécie cette première nuit où, comme par miracle, il me laissera dormir sans peine.

Je serre mon bébé dans mes bras, le gardant contre moi, ne le quittant pas des yeux pendant deux jours. Je l'admire, je le sens, le touche. Il est enfin là ! J'assume pleinement le fait d'avoir un enfant à cet âge.

Quand une infirmière me demande si c'est mon premier, je lui réponds avec le sourire : « Non madame, c'est mon dernier, celui-là ! » Encore une fois, l'âge et la fatigue des dernières semaines ne font pas de moi la petite jeunette de vingt ans qui vient d'avoir son premier enfant, mais plutôt une femme plus âgée qui n'avait pas eu la chance d'en avoir avant.

Enfin ! Le mauvais sort avait rompu les liens avec moi. Ce bébé est parfait dans tous ses aspects, et par la suite, mon petit nous révélera bien des surprises. Bien des joies, mais aussi beaucoup de peines et d'incertitudes. Beaucoup de souffrances, beaucoup de travail, beaucoup de doutes. Beaucoup d'incompréhension, beaucoup de pleurs, beaucoup d'angoisse, beaucoup de fatigue. Mais surtout, beaucoup d'amour et une myriade de richesses. Il est essentiel que vous reteniez cela : un océan de richesses. Car mon fils, dans toute sa différence, va me transformer. Il va me réconcilier avec les événements qui ont tourmenté mon esprit pendant des années. L'amour a ce pouvoir incroyable de réparer de nombreux maux.

Sans amour, rien n'est possible. Tout s'effondre. Lui, toi, ton couple, tes idéaux. L'amour vous raccroche à la vie, vous offre de l'espoir, vous ouvre des horizons et vous fait vous sentir fort, si fort. Et ce cœur qui bat dans ce petit corps d'enfant, ainsi que l'amour que je lui porte, va me mener bien plus loin dans mon esprit, comme si j'avais parcouru le monde des dizaines de fois. Cet enfant, mon fils, se prénomme Charly. Ce petit garçon a décidé de venir dans ma vie pour en modifier le cours.

Charly semble, en apparence, très normal. Cependant, j'en suis arrivée à détester ce terme, car l'analyse de la normalité me désespère aujourd'hui. La normalité est en grande partie un construct social. Elle peut être utilisée pour maintenir des structures de pouvoir en normalisant certaines voix tout en en marginalisant d'autres.

Finalement, la normalité est aussi assez subjective. Chaque individu a des expériences et des valeurs uniques qui influencent sa perception de ce qui est normal. Cela souligne l'importance de l'empathie et de la compréhension dans les interactions humaines. Cette normalité de masse me désespère.

Je veux lutter, mais lutter de façon minoritaire reste de l'utopie. Et surtout, j'ai bien d'autres combats à effectuer. Parfois, je me conforte à croire que cela pourrait changer un jour. Serai-je encore sur cette terre pour en apprécier les modifications de pensées ?

Un bébé parfait, encore une fois, c'est ma perception, et encore une fois, c'est ma perfection. Mais cette perfection qui n'est que mon propre jugement est en tout point positive puisque l'image de la perfection est celle que je vois dans les traits fins de mon bébé.

Ses magnifiques yeux bleus foncés ne cessent d'attirer mon attention. Un sourire éblouissant, comme nous aimions à le dire. Ce petit être n'a rien demandé, sauf d'être lui-même, avec le moins de souffrances possibles. Je vais aimer ce bébé au-delà des préjugés, au-delà de ce qui semble possible. Je vais apprendre à vivre avec la différence, je vais partager tout ce que je peux à notre société afin que les mentalités changent, mais surtout, je vais me distancier de mes idées reçues face à l’autisme.

II. L'écho du silence

Dès les premiers mois de sa vie, Charly semble être en avance sur tout. Très vite, il se tient assis, ses dents arrivent aussi très rapidement, et ses yeux semblent pleins de malice. C'est un petit explorateur, curieux de tout ce qui l'entoure. Cependant, il ne dort presque pas. Nous le berçons tous à tour de rôle pendant des heures pour le calmer, espérant qu'il finira par s'endormir paisiblement.

Parfois, notre fatigue engendre des discordes, et c'est assez difficile à supporter. Les nuits blanches s'accumulent, et l'épuisement peut mettre à l'épreuve notre patience et notre communication. Nous tentons de rester unis face à ces défis, mais il arrive que des tensions éclatent, transformant notre foyer en un lieu de disputes plutôt que de douceur. Pourtant, chaque sourire de Charly, chaque moment de tendresse, nous rappelle pourquoi nous faisons tout cela. Il est notre force, et même dans les moments difficiles, nous savons que cet amour inconditionnel nous aidera à surmonter les épreuves.

Avec le temps, nous avons appris à jongler entre nos besoins de repos et l'énergie insatiable de Charly. Chaque nuit sans sommeil devient une leçon de résilience, un rappel que ces moments, bien que difficiles, sont éphémères. Nous savons qu'un jour, il s'endormira paisiblement, et nous chérirons ces souvenirs, témoins de notre voyage ensemble.

Dans cette fatigue, j'ai l'impression que notre couple semble s'éteindre, comme une flamme vacillante face aux vents contraires.

Les mois passent et Charly nous prend de plus en plus de temps. Et puis, à dix mois, il marche et arrive même à rattraper le ballon que je lui lance. C'est un véritable bonheur de le voir grandir et se découvrir, mais il reste un petit garçon plein de vie, bien que très difficile à gérer. Toujours en mouvement, j'ai l'impression qu'il expérimente à un rythme effréné toutes les bêtises possibles. Chaque jour s'accompagne de son lot de surprises, parfois hilarantes, parfois épuisantes. Il explore sans cesse son environnement, comme s'il voulait tout toucher, tout goûter, tout comprendre. Cette curiosité débordante, bien que fascinante, peut être un défi. Je me retrouve souvent à jongler entre la joie de ses découvertes et le besoin de poser des limites.

Quelques mois après sa première année, Charly ne veut plus manger ce que je lui propose. Pourtant, je cuisine depuis toujours ses plats et rien ne change dans ma façon de les préparer. Je m'interroge et me dis que mon absence à cause du travail hivernal est peut-être ce qui le dérange. Qu'il me montre à sa façon qu'il n'est pas content que je travaille. Alors, je multiplie les tentatives pour qu'il mange, car je suis inquiète. Je fais plusieurs repas pour voir ce qu'il préfère. Et bingo, jambon-purée ! Me voilà rassurée, mais ce dont j'étais loin de me douter, c'est que pendant plusieurs mois, il ne voudra manger rien d'autre.

J'ai essayé les doses homéopathiques alimentaires en y incorporant quelques grammes de légumes. J'ai l'impression qu'il a un odorat ou un goût surdéveloppé, car dès lors, il rejette son assiette.

À ce moment, j'étais loin de me douter des problèmes alimentaires chez les enfants autistes. Et déjà, les remarques sur l'enfant capricieux ou gâté commençaient à se faire entendre autour de nous.

C'est quand Charly sera un peu plus grand et après de nombreuses recherches que je vais découvrir pourquoi, à ce moment précis, Charly ne veut plus se nourrir comme avant.

- **Préférences spécifiques** : Les enfants autistes peuvent développer des préférences alimentaires très marquées, ne voulant manger qu'un nombre limité d'aliments. Cela peut inclure une aversion pour les textures ou les couleurs particulières.

- **Sensibilité aux textures** : Beaucoup d'enfants autistes sont sensibles aux textures des aliments. Ils peuvent refuser des aliments qui semblent trop mous, granuleux ou croquants, ce qui complique la diversité de leur alimentation.

- **Régimes restreints** : Certains enfants peuvent suivre des régimes très restrictifs, souvent basés sur des aliments qu'ils aiment. Cela peut entraîner des carences nutritionnelles si les parents ne prennent pas soin d'intégrer des nutriments essentiels.
- **Évitement des nouveaux aliments** : Les enfants autistes peuvent avoir une aversion pour les nouveaux aliments, même s'ils sont nutritifs. Cela peut rendre

difficile l'introduction de nouvelles options dans leur alimentation.

- **Rituels autour des repas** : Les repas peuvent devenir des moments de stress si les enfants ont des rituels spécifiques qu'ils souhaitent respecter, comme la présentation des aliments ou l'ordre dans lequel ils sont consommés.
- **Comportements alimentaires** : Certains enfants peuvent développer des comportements alimentaires inhabituels, comme manger des aliments crus, ou au contraire, préférer des aliments très transformés.
- **Impact des troubles sensoriels** : Les troubles sensoriels, souvent associés à l'autisme, peuvent influencer les choix alimentaires, rendant certains aliments inacceptables en raison de leur goût, odeur ou apparence.

Ses jeux étaient assez particuliers aussi ; il garait des voitures comme des locomotives à des places bien précises, montrant une attention méticuleuse aux détails et une manière unique d'organiser son univers. Il pouvait rester plusieurs longues minutes simplement à ranger et à ranger encore. Le canapé était devenu un garage qu'il était impossible de pouvoir ranger sans que Charly ne s’énerve.

Quand il s'énervait si facilement, je voyais une frustration qui dépassait la simple colère. C'était une lutte pour maintenir l'ordre dans son monde, une résistance face à l'imprévu. Charly ne cherchait pas seulement à jouer ; il cherchait à établir un contrôle sur son environnement, une nécessité pour se sentir en sécurité.

J’ai appris à respecter ces moments, à lui laisser le temps et l'espace dont il avait besoin. Parfois, je me glissais à ses côtés, regardant silencieusement les petites voitures et les locomotives, essayant de comprendre la magie qui se cachait derrière chaque agencement. Dans ces instants partagés, je voyais une lumière dans ses yeux qui ne demandait qu'à s'exprimer, et je savais que, même s'il ne parlait pas toujours, il communiquait d'une manière qui lui était propre.

Parfois, je l'appelais sans résultat ; il semblait ne pas entendre. Rien ne parvenait à détourner son regard ni à modifier ses champs d’occupation. Je m'étais interrogée plusieurs fois : entend-il vraiment ?

J'avais donc décidé de l'emmener chez l'ORL pour en avoir le cœur net. Lors de la consultation, le médecin a réalisé plusieurs tests auditifs et, après un examen minutieux, il m'a rassurée en confirmant que tout était normal : Charly entend très bien.

Cette nouvelle a soulagé mes inquiétudes, mais elle a aussi soulevé d'autres questions. Pourquoi semblait-il si souvent absorbé dans son propre monde ? Peut-être que son silence était simplement le reflet d'une imagination débordante, une manière pour lui de s'immerger pleinement dans ses pensées et ses jeux.

III. Le diagnostic, l'étape

Cette profonde différence que j'avais perçue dans mes entrailles de mère résonnait comme une vérité silencieuse, une intuition profonde et intime. Dès les premiers instants de sa vie, j'avais ressenti une différence, une nuance subtile dans son regard, un éclat qui le distinguait des autres bébés. Ce n'était pas une simple impression, mais une connaissance viscérale, presque instinctive. Je savais, je le sentais ; quelque chose en lui ne se conformait pas à la norme attendue.

Les premiers mois passèrent, empreints d'une douce découverte. Chaque sourire, chaque geste, des moments de joie partagée.

Pourtant, au fil du temps, des questions commencèrent à éroder cette joie. Pourquoi ne réagissait-il pas toujours comme les autres enfants ? Pourquoi semblait-il parfois si éloigné, perdu dans son propre monde ? Ces interrogations, d'abord murmurées, devinrent des cris sourds dans ma tête.

Les années passent, et mes préoccupations se sont intensifiées. J'ai cherché des réponses, exploré des ressources, rencontré des professionnels. Chaque nouvel avis était une pièce du puzzle, mais il manquait toujours cette pièce essentielle.

Charly, qui a presque trois ans, ne parle pas. Toute la journée, il hurle et traverse des crises que beaucoup considèrent à tort comme des caprices. Nous limitons nos sorties, tant il est délicat de partir avec ce petit qui se montre souvent ingérable. Cela impacte notre vie de famille, qui était auparavant calme et sereine.

La fratrie semble accepter cette réalité, mais je sais aussi que pour eux, c'est difficile d'entendre ce petit bonhomme hurler toute la journée. Ils essaient de s'adapter, mais je peux voir la fatigue dans leurs yeux, et parfois même une pointe de frustration. En conséquence, nous sommes de moins en moins sollicités pour des dîners ou des rencontres entre amis.

En fait, un vide significatif s'installe autour de nous, et chaque jour devient une véritable expédition. Les sorties, qui étaient autrefois des moments de plaisir, se transforment en défis stressants, au point que je préfère rester enfermée chez moi. Les nuits presque blanches, marquées par les pleurs et les cris de Charly, rendent tout cela encore plus épuisant. Nous avons l'impression de naviguer dans une tempête sans fin, cherchant désespérément des moments de répit.

Aussi, il ne supporte aucun vêtement à la maison ; il veut vivre tout nu. Tout est extrêmement complexe. Il fallait que je parvienne au moins à lui faire enfiler un caleçon. Tout ce qui semblait si facile auparavant avec Hugo et Antoine est devenu, à ce moment de ma vie, une étonnante descente aux enfers émotionnelle. C'était un stress vécu de façon quotidienne. Il me fallait beaucoup d'amour et de patience pour accepter toutes ces difficultés quotidiennes, et m'accrocher à l'espoir qu'il allait grandir et que cela irait mieux.

Les conséquences psychologiques de l'isolement social commencent à se faire ressentir. Je m'évade à travers les réseaux sociaux ; cette vie faussement vraie des autres me permet de me projeter vers l'extérieur et d'échapper, ne serait-ce qu'un moment, à la réalité de mon quotidien. En parcourant les photos et les mises à jour de mes amis, je me sens connectée à un monde qui semble plein de vie, de bonheur et de convivialité. Cependant, cette évasion a aussi ses limites.

Je réalise que derrière ces images soigneusement sélectionnées se cache souvent une réalité bien différente, marquée par des luttes et des défis que chacun dissimule derrière un sourire.

Cette dépendance aux réseaux sociaux me laisse parfois un goût amer, car elle ne comble pas le vide que je ressens. J'aimerais retrouver une véritable connexion humaine, des échanges authentiques et des moments de partage. Chaque notification de mon téléphone me rappelle que, malgré tout, je suis seule dans ma réalité. Je me bats avec mes pensées, en espérant que cette période difficile ne durera pas éternellement et que je pourrai, un jour, renouer avec mes amis et retrouver une vie sociale épanouissante.

J'avais l'impression que le papa s'éloignait de sa responsabilité éducative, comme si, de manière ancestrale, les mères prenaient en charge l'éducation des enfants. Cette observation m'inquiétait, car je voyais bien que l'implication du père était cruciale pour le développement de Charly. Il semblait se réfugier dans son rôle traditionnel, laissant la majeure partie des responsabilités sur mes épaules.

Cela créait un déséquilibre dans notre dynamique familiale. Je me sentais souvent seule dans cette lutte, alors que j'avais besoin de son soutien pour surmonter les défis quotidiens. J'espérais qu'il finirait par prendre conscience de l'importance de sa présence et de son engagement, non seulement pour moi, mais surtout pour nos enfants.

Je suis seule, si seule, dans ce tourbillon de solitude qui m'étouffe. Il n'y a personne à qui parler, personne à qui confier mes doutes, mes peurs, et cette tâche si ardue de gérer les sollicitations incessantes de Charly. Parfois, je rêve qu'une personne, n'importe qui, fasse irruption dans ma vie pour me tirer de ce quotidien pesant. J'aimerais qu'on me prenne par la main et qu'on me montre qu'il y a encore de la beauté en dehors de cette réalité, qu'il existe des instants de répit, de douceur, loin des cris et des crises. Cette envie de me libérer, même pour un moment, me ronge, et je me sens piégée dans une routine qui semble interminable. La fatigue mentale et émotionnelle s'accumule, et je ressens un besoin désespéré de connexion, de partage, de compréhension. Je cherche une oreille attentive, un regard complice, pour alléger le poids de cette solitude écrasante.

Je voudrais tant entendre des mots doux du papa en rentrant le soir, ces mots réconfortants qui apaiseraient mon cœur fatigué. J'aimerais qu'il me dise à quel point il est conscient de mon dévouement, combien il est fier de moi et de ce que je fais chaque jour pour notre famille. Un simple regard attentionné, un geste tendre pour me rappeler que je ne suis pas invisible, que mes efforts comptent. Mais souvent, il ne dit rien, et je me sens comme une ombre, perdue dans l'indifférence. Ce silence pèse lourdement sur moi, amplifiant la solitude que je ressens déjà. Je rêve de ces instants de connexion, de reconnaissance, mais ils semblent s'échapper, laissant place à un vide qui me ronge.

Je me suis même entendue dire une fois : « Mais pourquoi ai-je voulu un autre enfant ? » J'ai eu honte de le penser. Comment, moi qui étais si aimante, avais-je pu envisager, même un instant, que je regrettais cette décision ? Cette pensée, qui m'avait traversé l'esprit dans un moment de fatigue et de désespoir, me hantait. J'avais toujours rêvé d'une famille, et chaque sourire de Charly me rappelait l'amour que j'avais pour lui. Pourtant, les défis, les nuits blanches et les inquiétudes, avaient une fois obscurci mon jugement.

Quelques instants certes, mais quand même, je l’ai pensé une fois.

IV. Une rentrée des classes contrariée

Durant tout le début de l'année, j'ai essayé de maintenir Charly habillé, afin qu'il s'habitue à ne pas se balader tout nu, comme il avait pu le faire lors d'un instant d'inattention en sortant courir nu dans la neige. Je devais le préparer à l'école.

Puis, la rentrée scolaire approche, nous sommes en septembre 2018 et je ressens une joie mêlée d'angoisse, un tourbillon d'émotions qui s'entrelacent à l'événement tant attendu de son entrée en classe de maternelle. J'étais heureuse, sans vraiment avoir conscience que mon fils était autiste, mais je savais qu'il était différent. J'ai acquis pour lui un joli cartable et de nouveaux vêtements soigneusement choisis, tout en m'engageant sur un chemin que j'espérais libérateur. Ce parcours, je l'imaginais comme une promesse de liberté, mais surtout comme un lieu où mon petit serait censé assimiler les règles et les savoirs nouveaux.

Charly ne parle toujours pas, mais il comprend tout avec une extrême rapidité. En fait, ses pensées fusent sans qu'il puisse répondre ou donner son avis. Il est propre depuis un certain temps. Ce qui est une bonne chose pour la rentrée qui approche à grands pas.

Parallèlement, je constate ce qui semble être une régression dans son autonomie. Cette régression ne se manifeste pas dans notre cadre familial, où il maintient ses acquis, mais plutôt dans le contexte scolaire où il semble réticent à reproduire les gestes qu'il maîtrise pourtant parfaitement à la maison.

« L'heure des mamans » se transforme rapidement en une épreuve. Dès la première journée, on m'interroge sur l'audition de mon fils. Je réponds affirmativement, ayant moi-même consulté un spécialiste qui m'avait rassurée. Afin d'apaiser leurs inquiétudes, je retourne voir un ORL, et il s'avère que l'ouïe de Charly est particulièrement fine. Cependant, avec le recul, je réalise que les enfants autistes ne répondent pas toujours à leur prénom, une réalité que je commençais à peine à appréhender.

Le deuxième jour, en récupérant mon fils à 11h30, je suis de nouveau interpellée : Charly ne se comporte pas de manière adéquate en classe. Puis, les jours suivants, cela devient une routine désolante ; chaque fois, il y a un nouvel incident. Aller le chercher à l'école se transforme en un fardeau accablant, une source d'angoisse persistante. Des entretiens, des rendez-vous improvisés s'accumulent, et j'apprends même que la psychologue scolaire vient analyser Charly sans que j'aie été consultée. Cette situation me blesse profondément. Elle constate que Charly est devenu le mouton noir des autres enfants, et cette réalité me transperce une nouvelle fois. Vivre le rejet est une douleur que je connais trop bien.

On faisait sortir Charly dès que j'arrivais, comme si la tâche de le garder en classe avait été un véritable supplice. J'éprouvais une profonde tristesse en réalisant que cela ne devait pas être très simple pour lui. En même temps, je ressentais aussi de l'inquiétude pour son bien-être.

Une fois, alors qu'il pleuvait, je cherchais désespérément le pull de mon fils. Avant de quitter l'établissement, je demande, avec une pointe d'angoisse, si ce pull était quelque part. La maîtresse, d'un geste indifférent, pointe du doigt ce pull au fond de la cour de récréation, trainant au sol, négligé et abandonné. À ce moment-là, une vague de frustration et de chagrin m'envahit. J'avais l'impression que

Charly était considéré comme ce joli pull, trainant sous la pluie, sans valeur ni attention.

Un autre jour, en sortant de l'école, une petite fille parle à sa mère. "Regarde, maman, c'est lui qui crie tout le temps." Ce qui est fou, c'est qu'à ce moment-là, j'avais juste envie de me cacher et de ne plus rien entendre ni voir. Comme une envie de fuite.

Puis, cette fameuse journée où la maîtresse me demande si je peux garder Charly parce qu'ils vont à la bibliothèque. À cet instant, je comprends que je dois agir. Si on ne veut pas de lui, alors c'est à moi de m'en occuper. Je rédige un courrier à la Directrice pour annoncer que Charly ne retournera pas à l'école. Je n'ai jamais reçu de réponse. Dans ma détermination, je le déscolarise, convaincue que je peux lui inculquer les compétences nécessaires à son épanouissement.

Je m'acharne alors à l'aider à s'exprimer, lui montrant mille objets sous les yeux, posant des questions qu'il comprend très bien. Cependant, cela reste un défi, il refuse également de prendre un seul stylo, un acte qui devrait être inné chez les enfants. Je lui enseigne les couleurs avec des feutres, le sens des objets, et j'écris des mots que je découpe pour les placer sur les jeux au sol. Je travaille d'arrache-pied dans l'ombre, oubliant souvent mes propres besoins, car mon unique objectif est Charly.

Des heures et des heures s'égrènent, silencieuses, alors que j'essaie d'accompagner mon fils dans ses apprentissages. La cuisine devient un terrain d'apprentissage propice : casser des œufs se transforme en un art, peser des aliments, préparer du café également. Puis, la nature, cette belle nature que j'affectionne tant, s'érige en guide précieux pour les apprentissages de mon fils. Nous apprenons à compter en sautant sur un trampoline, à travers des promenades où la nature se transforme en notre bureau le plus inspirant.

Des apprentissages atypiques, certes, mais je trouve les moyens pour que Charly puisse devenir un petit garçon heureux, s'exprimant librement et découvrant le monde à sa manière. Chaque moment partagé est une victoire, chaque sourire un rappel que, malgré les défis, il existe une beauté et une richesse dans notre parcours.

Chaque jeu engagé avec lui peut s'avérer long. Si une activité lui plaît, alors il faudra jouer des heures durant pour le satisfaire. Si je devais arrêter, une crise aurait pu se déclencher. À cette époque, je ne savais pas comment gérer cette crise. Et en toute honnêteté, le moment de la crise est redoutable. Alors en effet, peut-être par facilité, je préfère céder. Je sais bien que cela n'est pas forcément porteur pour lui. Mais, dans l'épuisement, qui aurait la force de tenir tête ?

J'entends souvent que Charly est capricieux, des phrases jetées comme une gifle violente. « C'est pas normal son attitude ». Il est difficile de naviguer dans un monde où le jugement semble omniprésent. Charly, souvent perçu comme imprévisible, fait face à des réactions qui le blessent. Derrière ces mots durs se cache une réalité complexe, pleine de luttes internes et de besoins non exprimés.

Chaque phrase lancée à son sujet, chaque murmure dans son dos, agit comme une pierre jetée dans l'eau calme, créant des vagues d'incertitude. Comment peut-on vraiment comprendre quelqu'un sans prendre le temps de l'écouter ? Plutôt que de voir un caprice, peut-être devrions-nous chercher à comprendre les raisons qui animent son comportement.

La véritable force réside dans l'empathie, dans la capacité à tendre la main plutôt qu'à juger. En offrant une oreille attentive, nous pourrions découvrir des récits cachés et des émotions profondes qui méritent d'être partagées.

Mais ce qui est étonnant, c’est la facilité avec laquelle Charly peut acquérir mille compétences et y accéder de façon rapide.

V. À la recherche de réponses

En 2018, Charly a trois ans. Même si j'ai évoqué certaines de ses attitudes à mon médecin de l'époque, celle-ci n'a jamais émis la moindre suspicion de différence pour mon petit Charly. Chaque fois que je partageais mes préoccupations, j'espérais qu'elle reconnaîtrait les signes qui me tourmentaient, mais ses réponses étaient toujours rassurantes, presque dédaigneuses. Cela me laissait avec un sentiment d'inquiétude croissant, comme si mes intuitions de mère n'avaient pas de valeur. Je me sentais seule dans mon combat intérieur, désespérément en quête de validation pour mes inquiétudes, alors que je voyais Charly lutter dans son propre monde.

Je me souviens de nos journées au parc de jeux, ce seul endroit où je pouvais rencontrer d'autres parents et enfants. Cependant, je devais constamment rester vigilante face aux comportements de Charly, qui semblait ne pas comprendre les distances à respecter avec les autres enfants. Puis il y a eu cette fois où, impulsivement, il a arraché un jouet des mains d'un autre enfant du même âge, sans la moindre précaution, affichant déjà une avance déconcertante de stature par rapport aux enfants de son âge. Je me souviens de cette mère qui s'est approchée de nous, furieuse, m'insultant pour le comportement de Charly. Sur le moment, j'ai simplement répondu instinctivement : « Il est différent. »

Cette différence, je l'avais criée sans même avoir la moindre certitude médicale, juste ma propre conviction. Ces mots, bien que simples, résonnaient avec toute la profondeur de ma réalité. Je ressentais un mélange de colère et de tristesse, consciente que cette différence était souvent mal comprise, mais, surtout, sur quelle base sauf mon propre ressenti pouvais-je réellement prouver mes mots ? Je me retrouvais seule pour défendre mon petit garçon dans un monde qui ne semblait pas prêt à l'accepter.

Après cette altercation avec cette mère, je me sens submergée par un tourbillon d'émotions. Décidant qu'il est préférable de quitter le parc, je me dirige vers ma voiture. Une fois à l'intérieur, je me retrouve face à un petit garçon qui bouge dans tous les sens, ses gestes désordonnés me frappant sans qu'il en ait conscience. En le regardant, je ressens une profonde tristesse qui monte en moi, et les larmes commencent à couler. Je me mets à pleurer, encore une fois, tout comme cela arrive presque à chacune de nos sorties, d'ailleurs. Chaque fois, cette situation semble se répéter, et je me demande si je trouverai un jour la force de gérer ces moments difficiles.

Je regarde autour de moi, j'aimerais avoir des parents qui me soutiennent. J'aimerais qu'on me dise : « Je vais garder Charly un week-end, une journée, pour que tu penses à toi. » Je ne lis plus, je ne me regarde plus, je suis là, portée par des événements troublants et déroutants.

Au regard de notre société, Charly est perçu comme un enfant gâté, et moi, je suis la mère qui n'a pas d'autorité. J'ai presque cru, à un moment de ma vie, que tout cela était vrai, que je devais devenir plus ferme. Alors, j'essaie de dire non, d'attendre un peu. Mais mes stratégies et mes tentatives ne servent à rien, elles ne font que multiplier les crises, qui deviennent de plus en plus violentes.

Ma famille est en train de se désagréger, et notre couple, déjà fragile, s'enlise davantage dans les conflits. Les tensions s'intensifient, et chaque jour semble apporter son lot de disputes et de malentendus. Les cris résonnent dans notre foyer, remplaçant les doux moments de tranquillité d'autrefois. Je me sens complètement perdue, tiraillée entre mes obligations de mère et mon besoin urgent de réconfort émotionnel. Les nuits sans sommeil s'accumulent, et chaque heure d'éveil devient un véritable combat contre l'anxiété et l'incertitude.

Je suis à la recherche de solutions, mais l'épuisement me submerge. Les journées s'étirent dans une routine morose, et je me demande s'il nous est encore possible de retrouver la sérénité. Les souvenirs joyeux de notre vie familiale semblent désormais si éloignés, presque comme un rêve lointain. Je désire ardemment une stabilité.

Les nuits sans sommeil sont aggravées par les difficultés de Charly à s'endormir. Chaque soir, je me retrouve engagée dans un véritable parcours du combattant pour l'aider à trouver le sommeil. Les pleurs, les hésitations et les caprices s'accumulent, faisant du moment du coucher une véritable épreuve. J'essaie une multitude de stratégies : lire des contes, chanter des berceuses, créer une atmosphère sereine, mais rien ne semble porter ses fruits.

Au fil des heures qui passent, la fatigue se fait ressentir et une frustration grandissante m'envahit. Je commence à me sentir comme une mère défaillante, incapable d'offrir la sérénité dont mon enfant a tant besoin.

Le lendemain, je me lève avec un poids dans les yeux, le manque de sommeil grignotant ma vitalité et ma patience. Chaque interaction devient un défi, et je remarque que la tension au sein de notre foyer s'intensifie. Je crains que ces nuits tumultueuses ne deviennent une habitude, risquant de perturber notre équilibre familial.

Face à cette réalité, je suis déterminée à trouver des solutions. Après deux mois de nuits blanches, je ne laisse pas Charly dormir les quelques heures du matin. Je décide de prendre cette journée comme si je devais travailler. Alors, je le maintiens éveillé. Je joue avec lui, je l'emmène dehors ; toute la journée, je vais le tenir éveillé pour que le soir, enfin, nous puissions tous avoir une vraie nuit de sommeil. Ma patience est extrême malgré la fatigue. Mais je n'ai d'autre choix, je dois réunir les quelques forces qu'il me reste.

Dans cette spirale descendante, je réalise qu'il est crucial de rompre ce cycle. Peut-être en sollicitant de l'aide extérieure, en prenant du temps pour moi-même, ou en redéfinissant mes priorités. Le chemin semble encore long et parsemé d'obstacles, mais je sais qu'il est essentiel de me battre pour ce qui reste de notre famille, pour Charly, et pour mon propre bien-être.

VI. Le diagnostic

Ce qui est assez fou dans cette histoire, c'est que c'est grâce à une discussion avec mon amie Céline que j'ai eu l'opportunité de rencontrer quelqu'un qui pouvait faire passer des tests.

Céline, une amie et ancienne collègue de travail, venait de découvrir que son petit Arthur était autiste. Elle avait partagé avec moi son parcours, ses inquiétudes et les démarches qu'elle avait entreprises pour mieux comprendre les besoins d'Arthur.

En évoquant son expérience, elle m'a parlé d'un professionnel qu'elle avait rencontré, un spécialiste en évaluation des troubles du développement. Intriguée par ses récits, j'ai compris que cette rencontre pourrait également m'aider à mieux appréhender la situation de mon propre enfant. Grâce à nos partages, j'ai pu prendre contact avec ce spécialiste pour envisager des solutions adaptées.

Je me retrouve dans un cabinet où deux professionnelles m'accueillent : une psychologue et une intervenante. Dans ma confusion, je considère cela comme une bénédiction. Enfin, je vais pouvoir obtenir des réponses à mes questions. Cependant, je réalise rapidement que tout cela a un coût, des séances avec l'intervenante, qui s'élèvent à une cinquantaine d'euros par semaine, jusqu'aux tests nécessaires.

Malgré le fardeau financier que cela implique, je suis déterminée à investir dans le bien-être de Charly.

Charly rencontre parfois l'intervenante. Mais quelque chose me dérange, comme si je payais quelqu'un pour jouer avec un misérable jeu en bois ou des bulles de savon. N'ayant aucune expertise dans ce domaine, je tente de me persuader qu'il s'agit d'une stratégie d'approche.

Son discours est vague, ne m'offre ni précisions ni aide concrète. Cependant, je me rends compte que je n'ai d'autre choix que de poursuivre cette démarche si je veux avoir la possibilité d'accéder aux tests avec l'associée de l'intervenante.

Les premiers tests fondamentaux commencent avec cette intervenante, mais je ne peux m'empêcher de continuer à sentir une certaine frustration. Elle aborde plus souvent la question des frais que celle des méthodes d'intervention. Cela me laisse perplexe, car je cherche avant tout des solutions concrètes pour Charly.

Malgré tout, je décide d'acquiescer, convaincue que c'est un passage nécessaire pour obtenir l'autorisation de faire évaluer mon fils par une psychologue. J'espère que cette étape me rapprochera des réponses que je recherche désespérément. Mon souhait est d'accéder à des outils et des stratégies qui permettront d'aider Charly à surmonter ses difficultés, même si cela implique de naviguer à travers des échanges parfois peu satisfaisants.

Charly, quelques semaines plus tard, rencontre la psychologue.

Puis, le COVID a repoussé la deuxième partie du test, créant une incertitude supplémentaire dans ce processus déjà délicat. Les restrictions sanitaires et les confinements ont entraîné des annulations de rendez-vous et des délais importants, ce qui m'a laissée dans l'attente, anxieuse de connaître les résultats et d'obtenir des recommandations pour accompagner mon enfant.

Je ne savais plus quoi faire ni où aller, tellement la quête d'un professionnel compétent s'avérait complexe en France. J'étais épuisée par cette course contre la montre, à frapper à toutes les portes sans obtenir de réponses satisfaisantes. Chaque rendez-vous avec un nouveau médecin me ramenait à la case départ, avec toujours plus d'interrogations que de certitudes.

« Comment peut-on manquer à ce point de spécialistes pour accompagner les familles en cas de doute ? », me suis-je demandé, frustrée par ce système de santé qui semblait me tourner le dos.

Et puis, enfin, ce jour arriva. Un courriel, anodin en apparence, mais chargé de sens. La psychologue avait appuyé sur « Envoyer ». La nouvelle était tombée, aussi froide qu'un souffle d'hiver.

Mon cœur s'est serré en lisant ces mots : « Votre fils présente des particularités. » Des particularités ? Le terme sonnait presque clinique, dénué d'émotion. Là, sur mon écran, se trouvait la vérité que j'avais pressentie, mais la manière dont elle était transmise me frappa comme un coup de poing. Aucune empathie, aucun soutien. Ce mail, avec ses phrases sèches et détachées, était un véritable coup de poignard dans ma poitrine. J'étais à la fois soulagée d'avoir enfin une réponse et accablée par l'absence de chaleur humaine.

J'ai donc appelé pour m'organiser à ce sujet. J'ai demandé un entretien avec cette psychologue, mais je n'ai jamais reçu de réponse : je réalisais alors que j'avais fait le mauvais choix en décidant de ne plus consulter l'intervenante, qui soufflait des bulles de savon tout en me demandant cinquante euros. Notre lien semblait, de ce fait, définitivement rompu.

N'ayant pas de retour à mon message téléphonique, je n'ai pas insisté. J'ai donc poursuivi avec les tests, mais je n'avais pas de protocole clair pour la suite des événements.

Dans les jours qui suivirent, un vide immense s'est installé. Je me suis retrouvée seule face à cette réalité. Le monde extérieur continuait de tourner, mais à l'intérieur, tout était en tumulte. J'avais besoin de soutien, de conseils, d'une main tendue pour m'accompagner sur ce chemin sinueux. Au lieu de cela, je n'avais reçu qu'un constat clinique, une étiquette qui semblait réduire mon fils à une série de symptômes.

Malgré un diagnostic établi par un professionnel libéral, rien n'était acquis, car ce diagnostic n'avait aucune valeur aux yeux des administrations. Il était nécessaire de trouver un autre professionnel pour le valider.

Les conséquences d'un diagnostic non reconnu incluent :

1. **Accès limité aux soins** : Les traitements et suivis médicaux peuvent être restreints.
2. **Absence de soutien financier** : Les aides et allocations peuvent ne pas être accessibles.
3. **Difficultés éducatives** : Les établissements scolaires peuvent ne pas offrir les soutiens nécessaires.
4. **Stigmatisation sociale** : L'absence de reconnaissance peut entraîner incompréhension et isolement.
5. **Complexité administrative** : Les démarches pour obtenir un diagnostic reconnu peuvent être longues et stressantes.
6. **Impact émotionnel** : Le sentiment d'incompréhension peut engendrer frustration et anxiété.

7. **Difficultés d'accès aux services spécialisés** : Certaines interventions peuvent dépendre d'un diagnostic officiel.

Les nuits étaient désormais peuplées de pensées tourbillonnantes. Comment allais-je l'accompagner ? Quelles ressources allais-je trouver pour l'aider à naviguer dans un monde qui ne comprenait pas sa différence ? Chaque regard, chaque sourire échangé avec lui devenait un défi. Je voyais son potentiel, sa lumière, mais je redoutais les obstacles qui l'attendaient.

Et pourtant, au fond de moi, une lueur d'espoir persistait. Je savais que mon fils n'était pas défini par son autisme. C'était une partie de lui, mais il était aussi tellement plus. Sa sensibilité, sa créativité, son intelligence unique brillaient de mille feux. Ce diagnostic, bien qu'il fût un poids à porter, ne devait pas étouffer sa beauté. Avec le temps, je me promettais de devenir son avocate, sa voix, celle qui défendrait sa place dans ce monde.

Ainsi, j'ai commencé à chercher des communautés, à me connecter avec d'autres parents partageant des expériences similaires.

J'ai découvert des récits de résilience, de défis surmontés, de victoires petites et grandes. Cette quête de compréhension et d'acceptation me donnait un sens, une direction dans cet océan d'incertitudes.

L'autisme de mon fils ne serait pas un fardeau, mais une aventure. Une aventure que je choisirais de vivre à ses côtés, avec amour, patience et détermination. Car au-delà des étiquettes, il y avait un enfant extraordinaire, et ensemble, nous apprendrions à naviguer dans ce monde complexe, main dans la main.

Ce livre sera également un témoignage d'une merveilleuse aventure avec mon fils et tous les enfants ayant des troubles autistiques, verbaux ou non-verbaux. Ils m'enchantent, je les admire, ils m'apaisent, et je les trouve poétiques. Oui, ce sont des poètes, tant par leur intensité d'observation que par leur charisme. Ils me transportent ailleurs, dans un lieu où je me sens bien, dans un monde que j'adore, un monde qui me correspondrait presque.

C'est pour cela que je fais l'extraordinaire choix de me considérer moi-même comme « neurotypique-atypique ».

Les personnes neurotypiques sont celles qui ne présentent pas de différences significatives dans le développement neurologique et psychologique par rapport à la norme, tandis que les personnes atypiques peuvent avoir des caractéristiques qui diffèrent de ces normes, comme c'est souvent le cas pour les personnes autistes ou ayant d'autres neurodiversités.

Face à tant de complexité, tant d'analyses le concernant, tant de recherches, je deviens par choix neurotypique-atypique. J'apprécie beaucoup ce terme, qui n'existe d'ailleurs pas. Mais c'est ainsi que je me définis désormais. Je ne suis pas dans son esprit, mais je suis dans son cœur. Les moments d'amour intenses que je partagerai avec lui peuvent sembler très frustrants pour certains, mais j'ai tant appris de choses nouvelles grâce à lui.

Je le remercie mille fois d'être venu au monde, dans mon univers, avec sa propre vision. Je ne suis pas une héroïne, je porte simplement le costume de maman débordante d'affection et d'un amour pour lequel je me refuse d'avoir des attentes précises.

Je ne sais pas, nous ne savons pas. Je ferai ce qui me semble le mieux, même si cela repose uniquement sur mes propres fondements. Ce n'est pas simple de savoir, je ne suis pas lui. Je ne suis pas autiste, je suis simplement maman. Je ne parle pas pour lui, je ne pense pas pour lui, j'effectue ma propre analyse.

Il bouleverse tous mes repères, m'incluant grâce à cette atypie dans une nouvelle histoire de vie incroyable. Je cherche simplement à ce que mon Charly soit le plus heureux du monde, avec et dans toute sa différence. Je m'adapte souvent, je teste, j'expérimente. Je sais que je fais beaucoup d'erreurs, je sais que certains de mes choix peuvent être nuisibles pour lui. Je fais de mon mieux avec le savoir dont je dispose, c'est-à-dire que je pars de zéro. Chaque jour, je dois me réinventer. Chaque jour, alors qu'un de ses rituels s'achève, un autre commence. Je deviens le caméléon parfait.

J'apprends à développer une faculté d'adaptation extraordinaire. Je suis même impressionnée par ma capacité à utiliser certaines stratégies comportementales, même si parfois, je rencontre des échecs complets. Mais qui aurait le courage de me juger lorsque j'appréhende quasiment seule les démarches nécessaires pour son équilibre, sa scolarité, son épanouissement et son bien-être ? Quand certains intervenants peu scrupuleux ne sont même pas capables, parfois, de vous orienter correctement. Dotée d'une patience extrême envers mes enfants, celle-ci se décuple avec Charly. Parfois, je deviens lui, pour mieux le comprendre.

Enfin ! Je crois que je deviens lui. Mais je ne sais rien, je ne peux pas savoir ce que cela fait de voir le monde différemment. Je me construis un personnage qui tente de se rapprocher au mieux de ce qui pourrait lui convenir. Je ne recherche rien pour moi, mais je veux le meilleur pour lui. Je me suis oubliée, c'est vrai. Mais qu'importe si le chemin doit être ainsi pour que mon fils puisse un jour mener une vie convenable.

Alors, si l'autisme fait peur aujourd'hui, c'est souvent parce que les clichés ancrés dans nos petites têtes ont du mal à disparaître. Nous, les neurotypiques – ce terme créé par les autistes eux-mêmes pour désigner ceux qui ne le sont pas –, n'avons pas la mesure de ce que vivent au quotidien ceux qui sont qualifiés d'autistes, ou de neuro-atypiques. Sommes-nous si éloignés de la réalité ? Peut-être que ce sont eux qui s'en rapprochent.

Nous ne savons rien, ou si peu. En effet, nous demandons à nos enfants si particuliers de se fondre dans un monde qui n'est pas adapté pour eux, et pour cause, ils sont une minorité. Cependant, leur nombre augmente chaque jour. J'ai désormais l'impression de connaître de nombreuses personnes ayant un enfant avec un TSA (trouble du spectre autistique).

J'en arrive même à me demander, parfois, si moi aussi je ne présente pas certaines caractéristiques autistiques. Même si à mon sens beaucoup de ces caractéristiques se retrouvent chez l'ensemble des êtres humains. Il faut également savoir que beaucoup de personnes vivent dans notre société avec ce trouble sans même le savoir. Pourtant, certains ont réussi leur vie avec brio. Quelle force leur a-t-il fallu pour surmonter les remarques allant de « cancres » à « ingérables », « enfant capricieux », et j'en passe.

Je me souviens de cette fille en primaire, qui était dans ma classe, au fond, et notamment de son regard : le même que Charly à certains moments. C'était en CM2.

Le CM2 est une période charnière dans la vie des enfants, où les interactions sociales et les dynamiques de groupe prennent une grande importance. C'est souvent à ce stade que les enfants commencent à comprendre les différences entre eux et à former des opinions sur leurs camarades.

Je me souviens de mon année de CM2.

Le souvenir d'Annie-Claude, dans ce contexte, souligne à quel point la sensibilisation à l'autisme était moins présente il y a trente ans. Les enfants, sans le cadre d'une éducation inclusive, pouvaient réagir par la moquerie ou le rejet, souvent par méconnaissance. Cela rappelle l'importance d'éduquer dès le plus jeune âge sur la diversité et l'acceptation, afin que chaque enfant, quelle que soit sa différence, puisse se sentir valorisé et accepté dans son milieu scolaire.

Il y a environ trente ans, la perception de l'autisme était très différente de celle d'aujourd'hui. À l'époque, l'autisme était mal compris, et les personnes autistes étaient souvent stigmatisées. Les connaissances sur le spectre de l'autisme étaient limitées, et il y avait peu de ressources disponibles pour les familles et les éducateurs.

Les enfants autistes étaient facilement étiquetés comme « retardés » ou « difficiles », ce qui contribuait à leur exclusion des milieux scolaires et sociaux. Les parents d'enfants autistes faisaient face à un double défi : l'éducation de leur enfant dans un monde qui ne comprenait pas ses besoins, et la lutte contre la stigmatisation et l'isolement.

De plus, les approches thérapeutiques et éducatives étaient moins développées. Les familles avaient souvent peu de soutien et d'options, ce qui rendait leur parcours encore plus difficile.

Aujourd'hui, bien que des progrès aient été réalisés en matière de sensibilisation et d'inclusion, il reste encore beaucoup à faire pour garantir que chaque personne, quelle que soit sa place sur le spectre, puisse avoir accès à l'éducation, au soutien et à l'acceptation. La réflexion sur ces expériences passées peut nous aider à mieux comprendre l'importance de l'inclusion et de la sensibilisation dans notre société actuelle.

Notre réflexion sur cette période montre une évolution significative dans la compréhension des différences et l'importance d'une plus grande compassion dans nos interactions.

Leur nombre croît d'année en année. Pourtant, en France, nous n'avons rien ! Rien qui puisse correctement aider les familles avec leurs enfants autistes. Pourquoi cela ? Comme dans tout bon fonctionnement de groupe, la majorité l'emporte. Les autistes n'étant pas, à mon sens, suffisamment nombreux pour susciter un véritable intérêt à leur égard.

Pour certains, l'autisme est devenu un véritable business aussi juteux qu'une orange. Des pseudos-professionnels se présentent comme intervenants sans scrupules, tandis que d'autres se proclament précurseurs de traitements douteux. Profitant d'un désert total en matière d'accompagnement, ils œuvrent non pas pour le bien-être des enfants ou des adultes porteurs de TSA, mais pour le bien-être de leur portefeuille.

Même les preuves fournies par des professionnels légitimes dénonçant l'usurpation de certains intervenants ne sont pas reconnues. La réponse d'institutions est souvent : « Les parents ont choisi. » Je réponds à cela : nous n'avons aucun choix. Nous sommes dans l'urgence, usés par des jours qui se suivent et se ressemblent. Nous sommes épuisés par les nuits blanches, par notre incapacité à gérer certains comportements difficiles ; comme ils aiment à le dire : les comportements problèmes. Nous sommes tellement fatigués par le travail incessant que notre quotidien représente.

Comment peut-on entendre que nous avons le choix ? J'ai honte pour la France de nous laisser tomber ainsi. J'ai honte pour ce pays, sixième puissance mondiale. Une puissance qui n'est rien du tout, oui. Une puissance de désespoir en matière de handicap et d'accompagnement.

Quant à ces minorités qui ont fait l'histoire, peut-être devrions-nous commencer à les prendre au sérieux. Mettons un terme à cette maltraitance ! Arrêtons de sacrifier des êtres humains sous prétexte qu'ils ne sont pas considérés rentables pour cette chère France.

Il est naturel de ressentir, à certains moments, que notre existence peut sembler banale ou sans but. Ces réflexions sur notre place dans le monde, sur ce que signifie être « lambda », peuvent surgir en réponse à des expériences ou des prises de conscience profondes.

Cependant, chaque individu apporte une contribution unique, même si elle peut sembler petite. Nos interactions, nos choix et nos actions peuvent avoir un impact significatif sur ceux qui nous entourent, même de manière subtile. Parfois, ce sont les gestes simples, la compassion ou la compréhension que nous offrons aux autres, qui peuvent faire une grande différence.

En outre, l'idée de « réelle » importance peut varier d'une personne à l'autre. Ce qui peut sembler insignifiant pour un individu peut être crucial pour un autre. C'est dans ces relations et ces connexions humaines que nous trouvons souvent notre valeur et notre sens. Cultiver ces liens et s'engager dans des actions significatives, même à petite échelle, peut enrichir notre vie et celle des autres.

Il est important de se rappeler que chacun a sa propre histoire et son propre chemin, et que même les moments de doute peuvent conduire à une croissance personnelle et à une compréhension plus profonde de soi et des autres.

Nous sommes tous semblables.

Qu'est-ce qui différencie les individus dans notre société ? « L'avoir » plutôt que « l'être ». Nous sommes contraints de prouver chaque jour que nous sommes les meilleurs, les plus gentils, les plus beaux, les plus doués, et j'en passe.

Les personnes autistes se moquent de tout cela. L'essentiel pour eux est ailleurs. Ils sont eux-mêmes, sans complexes. Ils sont ce que nous sommes souvent incapables d'être. Ils sont bien, car ils ne cherchent pas à prouver quoi que ce soit à qui que ce soit. Ils ne recherchent pas la possession. Tout chez eux est lumière, alors que pour nous, tout est obscur. Nos esprits sont corrompus et assombris par un monde qui exige toujours plus. Un monde où, chaque jour, des nouvelles négatives passent en boucle dans les médias, un monde où le dollar gouverne.

L'être humain lambda est presque pitoyable tant il semble simple et débordant de négativisme. Les personnes ayant des troubles du spectre autistique sont pures. Ils ne mentent pas. Ils ne se forcent pas. En somme, ils sont, pour ainsi dire, parfaits. Parfaits, mais minoritaires. Parfaits, mais ils remettent en question le système compétitif. Selon le capitalisme. Pourtant, ils sont souvent très talentueux dans de nombreux domaines. Cependant, leur potentiel n'est pas reconnu. Le système préfère allouer des aides financières aux personnes en situation de handicap, des sommes qui permettent à peine de vivre.

Lorsque l'on constate que certains sont payés cinq euros de l'heure, cela soulève de nombreuses questions sur l'engagement et la considération de notre société envers les familles confrontées au handicap. Cela est inacceptable, en particulier lorsque l'on considère que ces familles luttent pour offrir à leurs enfants une vie épanouissante et des opportunités égales.

Notre système éducatif, en France, n'est pas exempt de critiques non plus. Les structures qui accueillent les enfants autistes sont souvent inadaptées, et les accompagnants, tels que les AESH (Accompagnants d'Élèves en Situation de Handicap), sont souvent sous-qualifiés et mal préparés. Cela entraîne des lacunes dans l'encadrement des enfants, et me pousse à me demander pourquoi, dans une nation qui se prétend évoluée, nous laissons tant de familles se débattre dans des conditions si précaires.

Je pense aux familles qui, comme la mienne, se retrouvent à jongler avec des rendez-vous médicaux, des séances d'évaluation, et des démarches administratives interminables. Chaque nouveau rendez-vous est une source de stress, non seulement en raison des attentes qui pèsent sur nous, mais aussi parce que nous savons que chaque évaluation peut avoir des conséquences sur l'avenir de nos enfants.

Il est impératif que nous, en tant que société, commencions à reconnaître la valeur de chaque individu, peu importe ses différences. L'autisme ne doit pas être perçu comme un handicap, mais comme une manière différente d'interagir avec le monde. Les personnes autistes apportent souvent des compétences et des perspectives uniques qui peuvent enrichir nos vies et notre culture.

La maison départementale des handicapés vous accorde des droits dans des pôles d'accueil. Mais ces pôles sont souvent saturés. Le manque de place met votre enfant et les familles sur la touche. Des années d'attente sont souvent nécessaires pour un accueil. Le mal a le temps de s'installer. Les progressions de nos enfants peuvent alors être mises en péril.

On vous promet tout, mais il n'y a rien.

Il est également crucial de promouvoir la sensibilisation à l'autisme, non seulement parmi les professionnels de l'éducation et de la santé, mais aussi au sein de la société. Le fait de partager des histoires, comme celle de Charly, peut contribuer à changer les perceptions et à ouvrir la voie à une plus grande acceptation.

Je reconnais avoir des idées complètement divergentes concernant les institutions, et je pense très honnêtement que rien n'est à la hauteur des attentes nécessaires pour accompagner nos enfants dans leur développement. Comme nous pouvons souvent le constater, les manques de moyens financiers sont au cœur des préoccupations, créant un fossé inacceptable entre les besoins réels des familles et les ressources allouées par les gouvernements.

Pourtant, alors que les Jeux Olympiques ont engendré environ 4 400 millions d'euros de dépenses, je ne peux m'empêcher de m'interroger sur l'absence de projets visant à ériger des établissements modernes et adaptés, dédiés à l'épanouissement et à la progression de nos enfants. Comment peut-on prétendre qu'il n'y a pas d'argent dans les caisses lorsque de telles sommes sont investies dans des événements sportifs ?

En 1998, nous étions cinquante-huit millions de champions du monde, un moment de fierté nationale qui semble désormais révolu. Le peuple me paraît anesthésié, comme si les sports s'étaient transformés en un divertissement inoffensif, au point de ne susciter aucune objection face aux dépenses engagées. C'est véritablement étonnant de constater que, dans ces domaines, on ne réduit jamais les effectifs ni les budgets. Au contraire, on privatise, on agrandit, en négligeant ainsi les besoins fondamentaux d'éducation et de santé de nos enfants. Cette dichotomie entre les priorités financières et les véritables enjeux sociétaux soulève de nombreuses questions sur nos valeurs collectives et notre engagement envers l'avenir des générations futures.

Les séances chez les spécialistes libéraux, qu'elles soient en psychothérapie, en orthophonie ou en ergothérapie, coûtent également très cher. Il est profondément regrettable de constater que ces services, bien qu'essentiels pour certains enfants, restent inaccessibles pour de nombreuses familles qui peinent à joindre les deux bouts. Cette situation soulève des questions cruciales sur l'équité et l'accessibilité des soins, surtout lorsque l'on sait que ces interventions sont parfois vitales au développement des enfants.

Face à ce constat, j'adopte une approche différente concernant mon engagement dans le monde autistique. Je reste persuadée que d'autres techniques et méthodes d'accompagnement existent, et qu'il est tout à fait possible de faire évoluer son enfant dans un environnement stimulant et protecteur.

Mais l'on entend aussi bon nombre d'absurdités. J'ai été consternée d'apprendre que certains prétendaient qu'un simple régime sans gluten suffirait à effacer l'autisme d'un enfant. Et que dire de ces publicités pour des camps de traitement de l'autisme qui promettent de « guérir » votre enfant ?

Non, nos enfants ne sont pas malades.

L'autisme n'est pas une maladie mais des troubles du neurodéveloppement qui regroupent un ensemble de conditions qui affectent le développement du cerveau et du système nerveux. Ces troubles peuvent influencer diverses compétences et comportements, notamment : l'autisme, le trouble de déficit de l'attention avec ou sans hyperactivité (TDAH), et la dyslexie.

Malheureusement, la quasi-totalité des professionnels que j'ai rencontrés jusqu'à présent, hormis une psychologue spécialisée dans les troubles du spectre autistique, Marion. M., semblent plus préoccupés par leur propre intérêt que par le bien-être des enfants, ce qui détruit peu à peu ma confiance envers un système qui, à mes yeux, ressemble davantage à un business juteux qu'à un véritable soutien.

C'est pourquoi j'ai pris la décision audacieuse de m'occuper seule de Charly, avec l'espoir de lui offrir un cadre bienveillant et adapté à ses besoins, en cherchant des ressources alternatives et en m'inspirant de pratiques innovantes qui pourraient réellement faire la différence dans son parcours.

Alors oui, des questions, je m'en pose beaucoup ; des doutes, j'en ai.

Je suis certaine par contre que c'est ce qui fait le moins de mal à Charly.

VII. La progression tant désirée

Les progrès de Charly ont été tout simplement énormes. À 5 ans, il ne parlait pas, ce fut un travail titanesque que de lui apprendre à parler, mais aujourd'hui, à l'aube de ses dix ans, il est capable de s'exprimer avec de plus en plus de fluidité, même s'il rencontre encore quelques petits accrocs linguistiques. Il a véritablement développé son langage, apprenant à articuler ses pensées et ses émotions d'une manière qui m'émerveille chaque jour. Cette évolution témoigne non seulement de ses efforts, mais aussi de l'importance d'un environnement stimulant et compréhensif qui lui a permis de s'épanouir.

Pour approfondir ma compréhension de l'autisme et mieux accompagner mon fils, j'ai donc suivi en visioconférence une série de modules spécialisés proposés par une université réputée à Genève.

Cette démarche proactive m'a permis d'acquérir des connaissances précieuses et des perspectives nouvelles sur cette condition complexe. Après avoir validé mes modules avec brio, j'ai commencé à saisir les mécanismes souvent étranges et fascinants de l'autisme, découvrant les défis et les richesses qui l'accompagnent. Cette formation m'a ouvert les yeux sur l'importance d'adopter une approche empathique et personnalisée, en apprenant à décoder les signaux que Charly m'envoie.

Comprendre ces nuances est rapidement devenu un véritable objectif pour moi, car cela m'a offert non seulement des outils et des stratégies concrètes pour interagir avec lui, mais aussi une meilleure compréhension de son monde intérieur. En m'engageant dans cette quête de connaissances, j'ai pu appréhender son univers d'une manière plus éclairée, favorisant ainsi son épanouissement et sa communication. Cette expérience m'a non seulement enrichie en tant que parent, mais elle a aussi renforcé mon lien avec Charly, me permettant d'être plus à l'écoute de ses besoins et de ses émotions. Grâce à cette formation, je me sens désormais mieux équipée pour l'accompagner sur son chemin, en valorisant ses compétences uniques et en l'aidant à surmonter les obstacles qu'il rencontre.

Je me souviens également d'un moment où j'ai assisté à une réunion de parents d'enfants autistes. C'était un groupe de soutien, et j'ai été frappée par la force collective de ces parents. Chacun d'eux avait son propre récit, sa propre lutte, mais nous partagions tous un objectif commun : offrir le meilleur à nos enfants. Ce sentiment d'unité m'a réconfortée et m'a donné la force de continuer à me battre.

Mais les jours ne se ressemblent pas dans l'autisme. Les crises, parfois violentes, sont déroutantes. Je ne compte plus les paires de lunettes cassées, les objets en tout genre détruits.

Une force d'un bébé décuplée à ce moment.

Une crise autistique, souvent appelée « crise d'angoisse » ou « crise de comportement », peut se manifester de plusieurs manières et résulte généralement d'une surcharge sensorielle, d'une frustration, d'un changement dans la routine ou d'une difficulté à communiquer.

Voilà comment il m'a fallu jongler, moi-même émotionnellement, tout en encaissant certains coups violents, souvent infligés avec des objets qu'il trouvait.

Les entrailles transpercées par une douleur pas seulement physique : chaque incident se faisait le rappel cruel de cette impuissance déchirante à secourir mon fils comme mon cœur de parent le réclamait. J'ai souvent pleuré, acculée par la fatigue et la souffrance, tiraillée par le désespoir de ne pas pouvoir changer les choses. Les questions tourbillonnaient dans mon esprit : « Qu'avais-je fait pour mériter cela ? Pourquoi lui, et pourquoi moi ? » Ces interrogations tourmentaient mon cœur, me laissant dans un état de culpabilité intense, comme si j'étais responsable de cette situation difficile. J'avais l'impression de porter un fardeau immense, à la fois pour lui et pour moi-même, et chaque jour était un nouveau combat pour trouver une lueur d'espoir au milieu de cette tempête émotionnelle. Cette lutte intérieure, marquée par des moments de doute et de désespoir, m'a poussée à chercher des réponses et à m'accrocher à l'idée qu'un jour, les choses pourraient s'améliorer.

Je me souviens également de ce jour de trop, lorsque ma fatigue, accumulée au fil de nuits tourmentées ou blanches, a atteint son paroxysme. Ce jour-là, la violence d'une crise, plus intense que toutes les précédentes, m'a submergée comme une vague déferlante. L'impuissance que je ressentais était encore plus profonde, comme si je me noyais dans un océan de désespoir et de frustration, où chaque battement de cœur résonnait avec un écho de souffrance. Je pleure, je souffre, et j'ai désespérément besoin d'aide. Dans un élan de désespoir, je décide d'appeler le service de pédiatrie pour expliquer ma situation, ma voix, tremblante de larmes, trahissant toute la douleur que je portais en moi.

« Madame, aidez-moi ! » C'est ainsi que j'ai exprimé ma demande, mes sanglots résonnant dans le téléphone, comme un cri du cœur qui, je l'espérais, ne pourrait tromper l'empathie de la personne en face. Elle me demande mon nom, mais sa réponse me frappe avec une froideur déconcertante. « Je n'ai pas de place avant janvier », me dit-elle, sans réaliser que nous étions en septembre. Cette simple phrase m'a laissée abasourdie, comme si un coup de poing me frappait en plein visage. Pas de place ! À cet instant, je me suis sentie réduite à néant, comme si mes cris à l'aide, emplis de douleur et de désespoir, ne comptaient pas.

J'avais besoin d'aide, de solutions, mais je me retrouvais seule, abandonnée face à un système qui semblait me tourner le dos. Épuisée, perdue dans un tourbillon d'incertitudes, je n'avais qu'un souhait : obtenir des outils, du réconfort, une lueur d'espoir dans cette nuit sans fin. Au lieu de cela, je me retrouvais abandonnée avec un profond désarroi, le cœur lourd de solitude et de désespoir. C’est à ce moment-là, dans ce creux de l'abandon, que j'ai pris la décision radicale de rejeter toute forme d'institution médicalisée, convaincue qu'il me fallait trouver un chemin alternatif pour moi et pour Charly, loin de cette indifférence qui ne faisait qu'aggraver ma douleur et mon sentiment d'impuissance.

Aujourd'hui encore, ces mots résonnent en moi comme un écho douloureux, rappelant chaque instant de ce désespoir. Comment pouvais-je cumuler autant d'indifférence face à mes cris au secours ? Chaque appel à l'aide, chaque sanglot, semblait se perdre dans le vide, comme si la société avait érigé un mur impassible entre moi et les ressources dont j'avais tant besoin. Était-ce donc cela, la société ? Un endroit où la souffrance individuelle est souvent ignorée, où les larmes et les luttes des parents comme moi se heurtent à une froideur déconcertante ? Cette indifférence, ce silence assourdissant, m'ont laissé une empreinte indélébile, me faisant questionner non seulement le système, mais aussi la nature même de l'empathie humaine. À travers cette expérience, j'ai appris à distinguer les vérités cachées derrière les façades, à comprendre que derrière chaque sourire se cachent souvent des histoires de combat et de résilience.

Je me souviens avec une clarté poignante de ce message envoyé à ma fidèle amie Estelle. C'était vers elle que je me tournais, cette femme dont la simple présence m'offrait un refuge où, blottie dans ses bras, je pouvais enfin laisser libre cours à mes larmes. Tout cela ne s'oublie pas. Dans ces moments de profonde détresse, j'étais comme un enfant en quête d'un réconfort inconditionnel, cherchant une lueur de chaleur humaine au milieu de ma tourmente.

Estelle a fait un détour, se déplaçant pour venir me soutenir et me tendre la main, comme une bouée de sauvetage dans une mer agitée. Sans jugement, avec des mots justes et apaisants, elle a réussi à me redonner foi en l'humanité, à cet instant où tout semblait sombre. Sa compassion m'a enveloppée comme une couverture chaude, et j'ai compris que même dans les heures les plus sombres, il existe des âmes bienveillantes prêtes à partager le poids de nos souffrances. Grâce à elle, j'ai pu retrouver un peu de lumière et d'espoir, et je lui en serai éternellement reconnaissante.

Puis, je me ressaisis, me transformant en une machine de guerre indestructible. J'enterre mes doutes et mes peurs, décidant de ne compter que sur moi-même. Je deviens un robot, animé par un seul objectif : amener mon fils vers un futur meilleur, un avenir où il pourra s'épanouir pleinement. Dans ce tourment, j'ai pris la ferme décision de rendre l'autisme moins méconnu, de briser le silence et l'ignorance qui l'entourent.

C'est à ce moment-là que l'idée de créer une association est née, un espace où nous pourrions sensibiliser le monde extérieur à ce spectre complexe. Avec mon amie Céline, nous avons décidé de passer à l'action, unies par notre désir ardent de faire une différence. Notre association, nommée « Autisme Arthur Charly and Co », verra le jour, portée par notre passion et notre détermination.

Nous avons pour mission de sensibiliser, d'aider financièrement et émotionnellement des familles qui, comme nous, se sentent souvent désemparées face aux défis que pose l'autisme. Ensemble, nous souhaitons créer un réseau de soutien, où chaque voix compte et où chaque histoire est entendue. Notre engagement est devenu notre force, et à travers cette initiative, nous espérons apporter espoir et réconfort à ceux qui en ont tant besoin.

En tant que mère, j'ai dû apprendre à défendre les droits de mon fils. Cela signifie non seulement naviguer dans le système éducatif, mais aussi comprendre les lois et les ressources disponibles pour les familles d'enfants handicapés. J'ai pris le temps de me renseigner sur les droits des personnes autistes, et j'ai découvert des organisations qui offrent un soutien précieux aux familles.

L'une de mes plus grandes réussites a été d'obtenir une place dans une école qui reconnaissait et respectait les besoins de Charly. Cela n'a pas été facile, mais chaque pas en avant a renforcé ma conviction que nos enfants méritent tous d'avoir une éducation de qualité, adaptée à leurs besoins spécifiques.

Enfin, ça, c'est ce que je croyais sur le moment.

Il est également essentiel de se rappeler que l'autisme ne définit pas une personne. Chaque enfant est un individu unique avec ses propres talents, passions et rêves. J'ai vu Charly s'épanouir dans des activités comme l'art, où il peut exprimer ses émotions de manière créative. Ces moments de joie sont précieux et me rappellent que, malgré les difficultés, il existe de nombreuses possibilités de bonheur et de succès.

Mon enfant est autiste, et depuis des années, je me bats contre la bureaucratie rigide pour obtenir l'accompagnement dont il a besoin. Mais malgré tous mes efforts, je me heurte constamment à un mur d'incompréhension et de procédures déconnectées de sa réalité.

L'autisme n'est pas une maladie, mon enfant n'est pas malade et ne peut donc pas être « guéri ». Pourtant, la MDPH semble incapable de saisir cette différence fondamentale. Ils me demandent sans cesse de refaire les mêmes dossiers, plutôt que de prendre en compte les évolutions et les besoins spécifiques de mon enfant.

Je veux encourager tous les parents qui traversent des luttes similaires à rester forts et à ne pas abandonner. Le chemin peut être semé d'embûches, mais chaque victoire, aussi petite soit-elle, est un pas vers un avenir meilleur. Ensemble, nous avons le pouvoir de changer les mentalités et d'ouvrir la voie à plus d'inclusion et d'acceptation pour les générations futures.

VIII. L'arbre des espérances brisées

Puis, après trois années d'instruction en famille, l'inquiétude m'envahit : il est impératif que Charly commence à s'initier à la lecture. Je réalise qu'il me faut l'inscrire dans une école où des professionnels formés pourront l'accompagner dans ce processus crucial. Je n'ai pas les compétences nécessaires pour lui enseigner à lire, et je dois faire face à cette réalité.

Je dois m'y résoudre, non seulement pour lui, mais aussi pour moi-même. Il est essentiel que je surmonte mes angoisses concernant sa prise en charge émotionnelle. Avant toute chose, je dois apprivoiser mes peurs, car elles ne devraient pas entraver son cheminement. Notre mauvaise expérience passée ne doit pas obstruer mon esprit ni m'empêcher d'envisager un avenir serein pour Charly. Je me dois de croire en ses capacités et en l'importance d'un environnement éducatif bienveillant, capable de répondre à ses besoins spécifiques.

Suite à une inspection des services municipaux concernant l'instruction en famille et mon désir d'inscrire Charly à l'école, j'ai eu la chance de rencontrer une inspectrice bienveillante. J'avais réalisé des progrès significatifs avec Charly, mais, hélas, ces avancées semblaient s'être évaporées, comme par enchantement. Tout ce travail acharné semblait perdu. Dans l'urgence, j'ai rassemblé quelques exercices et progrès de Charly, puis j'ai réussi à constituer un dossier en seulement deux jours.

L'inspectrice a fait preuve de compréhension et a attentivement écouté notre demande. Elle m'a ensuite interrogée sur l'existence d'un dossier MDPH. Je lui ai expliqué que je ne pouvais pas le faire valider sans l'intervention d'un professionnel compétent, et que les tests n'étaient pas encore validés. À ce moment-là, elle a entrepris toutes les démarches nécessaires pour s'assurer que ce dossier et sa validation soient traités rapidement.

Lorsque j'ai quitté ce rendez-vous, elle m'a chaleureusement posé la main sur l'épaule en me disant avec douceur : « Nous allons vous aider ». Quel soulagement ! Cela m'a procuré un immense bien-être. Bien que la situation n'ait pas fondamentalement changé, je me sentais emplie d'espoir.

Portée par ce souffle d'espoir qui me redonne de la force, j'ai pris la décision de m'arrêter dans cette petite école privée.

Charly n'est plus monté en voiture depuis plusieurs mois, mais je suis convaincue que je trouverai une solution pour surmonter la phobie qui l'enferme davantage. De toute façon, si nécessaire, nous marcherons. Rien ne peut m'arrêter, je suis prête à tout pour l'aider.

C'est véritablement dans cet élan d'espoir et avec une détermination sans faille que je gare ma voiture pour aller à la rencontre de quelqu'un dans cette petite école.

Cependant, cet espoir s'est vite évanoui. L'idée qui nourrissait ma motivation s'est éloignée, et avec elle, le doute a commencé à s'installer.

Cela aura commencé avec le refus d'inscription au printemps 2021 d'une petite école privée du village pour mon fils autiste.

L'histoire aurait à mon sens pu être belle, mais la tournure a été tout autre.

Un matin d'avril, je passe devant une école. Dans notre village, il y en a deux : une privée et une publique.

Je remarque cet arbre au milieu de la cour de récréation et je sais qu'il y a peu d'enfants dans cette école. Je suis certaine que c'est l'endroit idéal pour accueillir mon petit.

Je m'arrête, car c'est presque l'heure du déjeuner et les enfants sont absents.

Je suis si enthousiaste. La directrice n'est pas là et je n'aime pas déranger. Alors pour ne pas priver la personne qui me reçoit de sa pause déjeuner, j'explique brièvement que mon petit garçon est autiste, mais qu'il a beaucoup de facultés. En fait, je mets en avant ses compétences, expliquant que malgré une instruction en famille, il a développé des capacités importantes. Je désire l'inscrire pour le CP.

Je frappe : « Bonjour Madame, je me permets de vous demander comment effectuer une inscription en CP. »

« Eh bien, la Directrice n'est pas là, mais je vais prendre vos coordonnées, elle vous rappellera vite ».

« Super, merci, je ne vais pas vous déranger plus alors. Par contre, je précise que mon petit garçon est instruit en famille et qu'il est autiste. C'est un garçon vraiment très intelligent. »

« D'accord, donnez-moi votre numéro, je lui donne à son retour. »

Je me rends compte en montant dans la voiture que je suis contrainte de présenter mon fils comme autiste. Pourquoi ai-je ressenti le besoin de le préciser ?

Nous sommes en avril. Je vois le temps passer, mais lorsque je pense à l'appeler, c'est l'heure de classe, alors je me consacre à d'autres occupations, et avec Charly, elles sont si nombreuses que j'oublie de rappeler, laissant filer les semaines. Un jour, voyant le temps avancer sans nouvel appel, je décide de prendre les choses en main et saisis mon téléphone afin d'anticiper une future rentrée avec sérénité.

La directrice me répond. Je me présente et lui explique que je suis passée en avril et que je m'inquiétais de ne pas avoir encore reçu d'appel.

J'étais dans l'attente d'une réponse de sa part pour pouvoir inscrire mon fils en classe préparatoire dans cette école. Elle me répond avec une voix sèche : « Madame, je n'ai plus de place en CP pour votre fils. »

Chaque mot résonnait comme un coup de poignard, creusant un fossé entre mes espoirs et la réalité. J'avais consacré tant d'énergie à défendre le droit de mon enfant à une éducation, à le voir grandir entouré de camarades, et maintenant, je me trouvais face à un mur d'indifférence.

Je me tenais là, au téléphone, le cœur serré. Mon esprit se remémorait le moment où j'avais vu cet arbre, symbole de vie et de croissance, au milieu de la cour de récréation. Je savais que cette école, avec ses quelques enfants, pourrait être un havre pour lui, un endroit où il pourrait s'épanouir. Pourtant, je me heurtais à cette voix glaciale.

« Madame, je n'ai plus de place en CP pour votre fils. » Les mots résonnaient encore et encore, comme une mélodie triste que je ne pouvais chasser. J'avais imaginé les rires, les jeux, l'amitié, et tout cela semblait s'effondrer à chaque répétition de sa réponse.

J'essayais de lui faire comprendre que j'avais anticipé, que j'étais prête, mais mes explications s'évanouissaient dans l'air, balayées par son ton intransigeant. L'angoisse et la frustration s'entremêlaient en moi. Quel avenir pouvais-je offrir à mon petit si même les portes de l'école se fermaient devant lui ? C'était un combat que je ne pouvais abandonner, malgré la fatigue qui pesait sur mes épaules. Je savais que chaque effort comptait, que chaque appel pouvait être le bon, mais cette fois, je sentais la désespérance m'envahir, me laissant avec une question lancinante : que devais-je faire maintenant ?

Soudain, un pressentiment m'envahit, accompagné d'un doute grandissant concernant le manque de place. Face à cette situation, je décide de la prendre à son propre jeu pour tenter d'obtenir une réponse plus favorable. J'engage alors une personne de confiance pour m'assister dans cette démarche.

Cette personne devra formuler une demande de dossier pour une petite fille somme toute lambda, qui devrait arriver dans la région dans un avenir proche. Cette petite fille, qui aspire à intégrer la classe de CP, pourrait être perçue comme un ajout précieux à l'école. En agissant ainsi, j'espère créer une ouverture, non seulement pour mon fils, mais également pour démontrer que l'établissement a encore la capacité d'accueillir de nouveaux élèves malgré les affirmations de la directrice. Mon espoir est de susciter une réflexion sur la flexibilité des places disponibles et de montrer que chaque enfant mérite une chance.

La réponse est sans appel : non seulement il reste de la place, mais le dossier arrive à peine quelques heures plus tard sur le mail de mon complice. Il y avait donc bel et bien de la place en CP. Lorsque j'apprends cette nouvelle, je me trouve en pleine rue piétonne, entourée de passants insouciants, tous plongés dans leurs propres préoccupations.

Les larmes me serrent la gorge, une tristesse profonde mêlée à un sentiment d'injustice m'envahit, comme un poids écrasant sur ma poitrine. Je sens le besoin urgent de me poser, de me cacher pour pleurer sans attirer l'attention. Je trouve alors refuge sur une terrasse de bar, un coin à l'écart où je peux, en baissant la tête, laisser libre cours à mes émotions sans qu'on me voie.

Les larmes coulent, témoignant de mon chagrin, de mes espoirs déçus et de la lutte incessante pour offrir à mon fils la chance qu'il mérite. Chaque goutte de douleur que je libère semble porter avec elle le poids de mes préoccupations et de mes rêves brisés. Dans ce coin isolé, je me permets de ressentir pleinement la douleur de cette situation, cherchant un semblant de paix au milieu du tumulte de la vie. Le bruit des conversations alentour se mêle à mon chagrin, et je me sens à la fois proche des autres et terriblement seule, prisonnière de mes pensées et de mes émotions tumultueuses.

Je rentre avec peine chez moi, effondrée par cette situation. Je réalise que je dois absolument dénoncer l'impensable. Mais comment m'y prendre ? L'angoisse me ronge, et les questions fusent dans mon esprit. Puis, une idée germe : les réseaux sociaux pourraient être mon arme pour révéler cette injustice.

Je m'installe dans mon bureau, le cœur battant et l'esprit en ébullition. Dans un élan déterminé, je compose mon message, consciente des répercussions que cela pourrait avoir. En une seule prise, je rédige ce qui deviendra ici l'actualité du jour, un cri de désespoir et de colère. L'adrénaline monte en moi, comme une bombe prête à exploser, et je sens que c'est maintenant ou jamais.

Dès que je clique sur « Envoyer », un mélange d'excitation et de peur m'envahit. Mon message se propage instantanément, atteignant des inconnus, des alliés potentiels, et peut-être même des personnes influentes.

Je réalise que je n'attaque pas seulement une injustice personnelle, mais que je me bats pour tous ceux qui, comme moi, se sentent impuissants face à des situations similaires. Dans cette lutte, je trouve un sens à ma douleur, une volonté profonde de me battre pour un avenir meilleur pour mon fils et pour tous les enfants qui méritent une chance.

Je reste assise là, les yeux rivés sur l'écran, attendant fiévreusement des réactions. Chaque notification qui apparaît fait battre mon cœur un peu plus vite. Je me sens à la fois vulnérable et puissante, réalisant que mes mots ont le potentiel d'éveiller des consciences et d'engendrer un mouvement. C'est le début d'un combat qui va bien au-delà de ma propre souffrance, un combat pour la justice et l'égalité.

Le journal local publiera un article d'une page, et avec tout ce remue-ménage, le diocèse me contacte par téléphone quelques jours plus tard.

« Madame, j'ai deux places pour votre fils en CP ». Par quel incroyable hasard ces places se sont-elles retrouvées disponibles dans cette école qui, pourtant, ne voulait pas de nous ?

« Permettez-moi de refuser, monsieur. J'ai des inquiétudes quant à la façon dont mon fils pourrait être traité par la responsable de cette école. Je crains que, en raison de la prise en charge des enfants différents, il ne trouve pas sa place et ne soit pas traité avec l'attention qu'il mérite. »

Je décide d'explorer une petite école dans le village voisin. J'oublie presque que Charly ne monte plus dans une voiture. J'attends la sortie des enfants, laissant la maîtresse échanger avec les parents qui viennent récupérer leurs petits. Je contemple la cour verdoyante en contrebas, un véritable écrin de nature où j'imagine mon fils. Finalement, c'est à mon tour de me présenter.

« Bonjour Madame, je voudrais inscrire mon fils dans votre école pour la rentrée prochaine »

« Malheureusement, je n'ai pas de place disponible cette année et je ne peux offrir qu'un nombre limité de places pour des raisons de sécurité. »

Je comprends sa réponse, mais je ne me laisse pas abattre. Si cette année il n’y a pas de place, alors l’an prochain il y en aura. Je vais donc me rendre à la mairie pour engager une démarche pour l'année prochaine. Tout ira bien, même si je dois obtenir une dérogation ; elle sera facile à obtenir compte tenu du contexte. Sinon, je déménagerai, ce n'est qu'un détail pour moi si mon fils peut accéder à cette école.

Ensuite, j'envoie un email dans lequel je supplie presque que l'on garde une place pour mon fils. Mais la désillusion ne tarde pas à arriver. La réponse ne me laisse que peu d'espoir :

« Madame, nous ne pourrons garantir que votre fils pourra intégrer cette école. »

Je perçois dans ce courrier qu'il s'agit presque d'un refus déguisé. Les mots, bien que polis, résonnent en moi comme un écho de désespoir. Cette réponse, empreinte d'incertitude, me plonge à nouveau dans une solitude accablante. Je me sens isolée, comme si chaque espoir que j'avais nourri s'évaporait lentement.

Un flot d'idées s'agite dans mon esprit.

Je me demande si je n'aurais pas dû agir autrement, si quelque chose de plus aurait pu les convaincre. La perspective de voir mon fils exclu de cette école, celle que je voyais comme un refuge et une promesse, me pèse lourdement.

Le vide s'installe autour de moi. Je réalise que je suis seule face à cette réalité, sans personne pour partager mon inquiétude ou mes craintes. Les autres parents semblent sereins, tandis que je lutte contre un sentiment d'échec et d'impuissance. Chaque minute qui passe ne fait qu'accentuer cette sensation de désespoir.

En fin de compte, il s'agit de créer un monde où chaque enfant, quelle que soit sa différence, peut s'épanouir et se sentir accepté. C'est ce que je souhaite ardemment pour Charly et pour tous les enfants comme lui. Nous devons continuer à nous battre pour leurs droits et à faire entendre leur voix, car chaque enfant mérite d'être aimé, compris et soutenu.

À ce moment-là, Charly fait de réels progrès, son langage s'épanouit à l'aube de ses six ans, mais cela ne change malheureusement rien à notre situation actuelle. Il s'en prend souvent à moi, et je ressens le poids de cette charge émotionnelle. En parallèle, je consacre la majeure partie de mon temps à m'occuper de lui, ce qui, au fil des jours, devient de plus en plus pesant.

Ce qui me dérange particulièrement, c'est que, lorsque Charly me tape ou me lance des objets en signe de frustration, son papa reste assis sur la chaise, les bras croisés, observant la scène sans le moindre geste d'intervention. Ce manque de réaction finit par me peser lourdement, et je ressens une profonde aversion envers ce laxisme et cette indifférence. Je réalise alors, avec une clarté désolante, que notre couple ne semble plus exister. Les liens qui nous unissaient se sont distendus, et je me sens de plus en plus isolée dans cette épreuve.

Je m'enferme, je m'isole, et je perds foi en l'humain. Les liens qui m'entourent deviennent flous, et toute notion de relation s'effrite. Mon couple est déjà en déclin, et je ne veux pas que mes difficultés affectent mes grands enfants. Comment trouver un équilibre dans cette tempête émotionnelle ?

Il est évident que le père semble se distancer des événements, me reprochant constamment mes échecs avec notre fils. Je suis une femme meurtrie, luttant pour rester debout. J'affiche un sourire de façade pour masquer la douleur qui m'habite, une douleur si profonde qu'elle semble parfois insurmontable. Chaque jour devient un combat, et je me demande si je parviendrai à retrouver la lumière au bout de ce tunnel obscur.

IX. L'ILLUSION DU POUVOIR

La pensée la plus révoltante, à mon avis, est celle qui consiste à s'attribuer un savoir sans fondement.

De même, l'acte le plus choquant est d'abuser d'un titre. Se désigner comme « connaisseur » sans posséder la moindre compréhension de ce que cela implique. Profiter d'une position de pouvoir pour agir de manière indélicate et résoudre ses propres problèmes d'ego. En infligeant des souffrances à l'autre, celui qui se trouve devant soi ; cet autre, c'est moi, ce jour-là.

En France, on évoque la présomption d'innocence lorsque l'on parle de crimes et de délits. Cependant, nous, parents d'enfants extraordinaires, subissons avec intensité ce manque de considération face à une réalité complexe : celle du handicap, et particulièrement celle de l'autisme, sujet que j'aborde dans cette nouvelle.

Nous formons une multitude de familles qui sont souvent moins respectées que les criminels. Ce spectre, mal compris et si différent d'un individu à l'autre, mérite d'être mis en lumière. L'exemple le plus parlant est sans doute le mien, car je peux en parler de l'intérieur. Mon histoire, mon autisme. Je me l'approprie, car, en vérité, il m'appartient à travers les milliers d'heures que j'ai consacrées à être aux côtés de mon fils.

On nous pointe du doigt, on remet en question nos choix, nos méthodes. Comme si nous étions responsables du handicap de notre enfant. Alors que nous nous battons chaque jour pour leur offrir le meilleur.

Nos enfants ont autant de valeur, de potentiel, que n'importe quel autre. Ils méritent le même respect, la même considération.

Mais, nous aussi, nous devons être respectés. C'est souvent malheureusement du pile ou face.

Soit nous rencontrons des personnes empathes, soit des personnes qui nous jugent.

C'est notre rôle de parents de le faire comprendre, de sensibiliser le grand public à cette réalité trop méconnue. Ensemble, nous devons faire entendre notre voix, exiger que l'on nous traite avec la même dignité que n'importe quel citoyen. Mais comment garder la force qui nous anime ? Comment, entre la difficulté qu'entraine l'éducation de nos enfants, les surcharges de travail, les difficultés administratives ? Bien que les expériences difficiles soient souvent douloureuses, elles peuvent également être des catalyseurs de croissance et de changement positif dans notre perception de la vie.

Notre perception, oui, mais les réalités sont parfois si déroutantes que nous avons tout de même du mal à conserver notre esprit léger et joyeux.

L'illusion du pouvoir s'étend bien au-delà des individus qui abusent de leur autorité ; elle est également intégrée dans un système qui prétend être inclusif tout en perpétuant des inégalités profondes. Dans notre société, nous sommes souvent confrontés à des institutions qui se présentent comme des défenseurs des droits, mais qui, en réalité, ne font que masquer une structure rigide et souvent inadaptée. Ce double discours crée une illusion : celle d'un système qui, par ses promesses, semble vouloir soutenir les familles d'enfants en situation de handicap, mais qui, en pratique, échoue à répondre à leurs véritables besoins.

Nous vivons dans une époque où le discours sur l'inclusion est omniprésent, où des politiques sont mises en place pour garantir l'égalité des chances. Pourtant, la réalité de nombreuses familles comme la mienne est que ces promesses restent lettre morte. Les ressources sont insuffisantes, les formations inadaptées, et les mentalités souvent ancrées dans des préjugés qui font obstacle à une véritable intégration. Les professionnels qui devraient être des alliés se retrouvent parfois à reproduire des schémas de pensée dépassés, agissant plus par obligation que par réel engagement.

Cette illusion se manifeste également dans la manière dont les décisions sont prises. Les parents sont souvent conviés à des réunions, à des comités, mais leurs voix sont étouffées sous le poids des décisions bureaucratiques. On nous demande d'apporter notre expertise en tant que parents, mais nos expériences se heurtent à des murs de protocoles rigides et de préconceptions. Leurs choix, souvent dictés par des normes abstraites, ne tiennent pas compte de la complexité des vies que nous menons. Cela engendre un sentiment d'impuissance face à un système qui, tout en prétendant œuvrer pour nous, nous laisse souvent dans l'ombre.

Ce constat accablant nous pousse à nous interroger : comment pouvons-nous démystifier cette illusion et faire tomber les barrières invisibles qui nous empêchent d'accéder à une véritable inclusion ? Il est crucial de revendiquer un changement de cadre de référence, où les voix des parents et des enfants ne sont pas seulement entendues, mais véritablement prises en compte. Cela exige une refonte des pratiques actuelles, une meilleure formation des intervenants, et surtout, une ouverture d'esprit qui reconnaît chaque enfant comme un individu unique, avec ses besoins spécifiques.

Nous devons également mettre en lumière les mécanismes de ce système qui favorisent l'exclusion. Pourquoi tant d'écoles restent-elles réticentes à accueillir des enfants porteurs de handicap ? Quelle est la logique qui sous-tend ces refus, alors que la loi affirme leur droit à l'éducation ? Il est impératif de questionner ces structures et de demander des comptes à ceux qui, en position de pouvoir, choisissent de maintenir le statu quo.

En tant que parents, nous avons le devoir de lutter contre cette illusion, de revendiquer une éducation et un soutien adaptés pour nos enfants. Nous devons nous unir et faire entendre notre voix pour qu'elle résonne dans les couloirs des institutions, afin que le véritable changement puisse se produire. Seule une prise de conscience collective pourra conduire à une transformation profonde, où chaque enfant, quelle que soit sa situation, pourra bénéficier d'un environnement d'apprentissage respectueux et stimulant.

En fin de compte, il ne s'agit pas seulement de réclamer des droits, mais de redéfinir ce que signifie « être inclus » dans notre société. C'est un appel à l'action pour tous ceux qui croient en une éducation équitable et en une société qui valorise chaque individu pour ce qu'il est, au-delà des étiquettes et des préjugés. C’est en brisant l’illusion du pouvoir que nous pourrons véritablement ouvrir les portes de l’avenir à nos enfants.

X. Vers un désaccord : une provocation nécessaire

L'année d'instruction à domicile se poursuit, et je me retrouve sans solution pour mon fils. Dans une démarche qui pourrait être perçue comme provocatrice envers le système éducatif, j'ai décidé de me rendre à l'inspection, qui se tient dans les locaux de l'Éducation nationale, les mains vides. Ce choix, à la fois audacieux et risqué, est motivé par ma conviction que pour susciter un changement, il faut parfois provoquer une réaction. Mes amis, qui suivent l'évolution de la situation de Charly sur Facebook, réagissent par un commentaire succinct, reflétant bien la situation. J'écris un post à ce sujet, affirmant ma décision de me présenter sans documents, en attendant de voir ce que l'Éducation nationale en pensera. À ce moment-là, je ne me doutais pas de ce qui allait suivre.

Le jour de l'inspection arrive. Je me rends au bureau, sans Charly, qui a encore passé une nuit blanche, et sans aucun support. L'atmosphère y est tendue au départ, mais j'expose ma situation. Étonnamment, les échanges se déroulent assez bien.

Cependant, le soir même, vers 19 heures, je reçois un appel téléphonique. C'est l'inspectrice, qui, avec une attitude presque enfantine, me rappelle à l'ordre. Elle m'informe qu'elle a lu mon post sur Facebook. Je lui réponds, surprise par ce qui me semble être une forme d'espionnage. Elle parait mécontente de ma publication, et je lui fais remarquer qu'il n'y a rien de personnel dans mes propos, et que j'ai le droit de publier ce qui me semble approprié sur ma page. Malheureusement, notre communication ne se fait pas dans un esprit de compréhension. Elle me fixe un nouveau rendez-vous chez moi, avec Charly, pour la semaine à venir.

À l'approche de notre rendez-vous, je m'organise avec soin, oscillant entre nervosité et détermination. Lorsque l'inspectrice arrive, je l'accueille chaleureusement, bien que la tension soit palpable. Charly, encore fatigué, se cache derrière moi. Je l'encourage à sortir de sa cachette, lui montrant ainsi que je suis à ses côtés.

L'inspectrice débute la conversation en s'enquérant de notre méthode d'instruction. Je m'efforce de lui donner des réponses claires et honnêtes, mais je sens qu'elle reste méfiante. Elle soulève des inquiétudes concernant le manque de documents officiels. Je lui fais savoir que notre approche repose sur la confiance et l'adaptabilité. Cependant, je ressens son scepticisme.

Je lui explique surtout que notre véritable support éducatif réside dans notre environnement : tout ce qui nous entoure et que nous utilisons comme outils d'apprentissage. Chaque élément de notre quotidien devient une opportunité d'apprentissage. J'essaie de lui faire comprendre que l'éducation ne se limite pas aux manuels scolaires, mais englobe également les expériences de vie et les interactions que nous vivons chaque jour.

Elle est accompagnée d'une spécialiste de l'autisme, et ensemble, elles tentent d'organiser une entrée en classe Ulis pour la rentrée prochaine, avec une classe de référence en CP. Au fond de moi, je ressens une lueur d'espoir qui commence à percer. Enfin, mon petit pourrait avoir l'opportunité d'apprendre à lire dans un environnement adapté à ses besoins.

Cette perspective me remplit d'enthousiasme. L'idée de le voir évoluer au sein d'une classe où il recevra le soutien nécessaire me rassure. Je m'imagine déjà le moment où il tiendra un livre entre ses mains, découvrant les mots et les histoires qui l'entourent. Je partage cette vision avec l'inspectrice et la spécialiste, leur expliquant à quel point cela pourrait être bénéfique pour Charly.

Elles écoutent attentivement, et je perçois une certaine compréhension dans leurs yeux. Elles prennent des notes, discutent des modalités d'intégration, et je sens que notre conversation prend un tournant positif. L'angoisse qui m'habitait semble s'atténuer, remplacée par une volonté de collaborer pour le bien-être de mon fils.

Alors que nous parlons des prochaines étapes, je commence à envisager un avenir où Charly pourrait s'épanouir académiquement et socialement. Je réalise que ce soutien pourrait non seulement l'aider à apprendre à lire, mais également à développer sa confiance en lui et à interagir avec ses camarades. Ce moment, bien que chargé d'incertitudes, représente une opportunité que je n'ose plus espérer.

Même si cette école sera plus grande que ce que j’espérais, je me résous à croire qu’il y sera convenablement accompagné.

Je constate que Charly est heureux lorsque je lui annonce qu'il pourra bientôt aller à l'école, celle dont j'ai tant parlé à la maison. Son enthousiasme est vraiment agréable à voir, et le mien doit l'être tout autant, malgré la perspective de mois difficiles.

La difficulté résidera dans le fait de l'aider à s'habituer à respecter des horaires, à porter des chaussures et à accepter de se séparer de moi. Toutefois, motivée par la perspective d'un changement positif, je rassemble toutes mes forces. Il me reste quelques mois pour y parvenir.

Je me mets au travail le jour même. Avec l'élan porté par cet enthousiasme.

Et comme une bonne nouvelle ne vient jamais seule, la plateforme de répit me contacte.

J'ai un rendez-vous avec une personne très sympathique.

Elle essaie ensuite de me proposer un soutien que j'accepte.

Afin de préparer Charly pour l'école, je dois mettre tous les atouts de mon côté.

Les choses s'engagent plutôt bien. Même si j'avoue qu'au fond de moi, j'avais beaucoup de mal malgré la gentillesse des éducateurs proposés pour ce répit.

Ce répit que je ne trouvais d'ailleurs pas forcément tellement évident puisque je restais à la maison.

Qu'il fallait également préparer le repas pour eux le midi. Oui, une obligation pour laquelle je n'étais pas préparée mais je m'en suis accoutumée.

Je prends cela comme une bénédiction, même si j'ai l'impression que cela me donne un peu plus de travail. Charly a un peu de mal à se lier.

Mais j'ai confiance. Ils sont adorables, et je décide de déléguer. Je suis toujours présente pour les accompagner.

Je me dis que cela prendra du temps. Il n'est en effet pas facile pour des inconnus d'entrer dans la vie de mon fils. Alors, je reste patiente, et nous devons essayer d'anticiper le lever de Charly pour qu'il soit prêt pour l'école.

Quant à moi, je dois faire preuve de patience et déployer de nombreuses astuces — jeux, musique, doudous, présence du chien —, et passer des heures avec lui à l'intérieur de la voiture pour l’aider à surmonter sa peur. Je dois absolument comprendre pourquoi il a développé cette phobie. Mais surtout, je dois pouvoir sortir de cette maison où nous tournons en rond avec mon petit.

Comment lui montrer de nouvelles choses, l’amener vers des personnes nouvelles, sans qu’il n’y aille en voiture ? Nous sommes si excentrés.

XI. La rentrée des classes 2023

Une Renaissance : Le Défi de Charly

Dans la vie, chaque changement peut être perçu comme une renaissance, une occasion de grandir et d'acquérir de nouvelles compétences. Pour Charly, cette évolution est marquée par le défi d'intégrer un nouveau cadre d'apprentissage.

Bien que cette démarche prometteuse soit source de difficultés, elle offre également la possibilité de développer des connaissances enrichissantes. Cet essai explore les défis que Charly doit surmonter, ainsi que les espoirs qui l'accompagnent dans cette aventure.

Le parcours de Charly vers l'acquisition de nouvelles compétences commence bien avant même d'arriver en classe.

La préparation requise pour cette transition est souvent longue et complexe. Il faut des heures pour le réveiller, un moment qui peut s'avérer particulièrement difficile. L'habillage, quant à lui, devient une épreuve épique, nécessitant patience et détermination. Chaque geste doit être pensé et exécuté avec soin pour éviter les frustrations matinales.

Une fois prêt, un autre obstacle se présente : le transport. Charly refuse de monter en voiture, ce qui signifie qu'il faut compter une demi-heure de marche. Cette marche, bien que fatigante, revêt une certaine importance, car elle permet à Charly de se préparer mentalement à la journée qui l'attend. Cependant, elle entraîne également un dilemme : une fois sur place pour une heure de classe, je devrais attendre devant la porte. Ce court laps de temps rend les choses encore plus pressantes, tant pour Charly que pour moi.

Dans l'attente, je me retrouve devant la porte de la classe, seule et silencieuse, chaque instant se transformant en une éternité. Mes pensées oscillent entre l'espoir que tout se passera bien et les préoccupations liées à cette nouvelle étape. Il est essentiel d'aborder cette situation avec positivité, même si les lourds moments de stress et de préparation pèsent sur mes épaules. Charly, en tant qu'individu, mérite cette chance de grandir et d'apprendre, et je suis déterminée à le soutenir dans cette démarche.

En somme, le défi que représente l'intégration de Charly dans un nouveau cadre d'apprentissage est bien plus qu'une simple formalité. C'est une véritable renaissance, jalonnée de moments de stress et de préparation. Malgré les obstacles, l'importance d'acquérir des compétences et des connaissances est indéniable. En affrontant cette nouvelle étape avec une attitude positive, nous pouvons transformer ces défis en opportunités, permettant à Charly de s'épanouir et de se développer pleinement. La route peut être longue et semée d'embûches, mais chaque pas compte dans la quête d'un avenir meilleur.

Les jours s'enchaînent, se ressemblant invariablement, et l'attente devant cette porte devient un véritable poids. Ce moment de pause, qui devrait être synonyme d'espoir et de renouveau, se transforme parfois en une épreuve épuisante. Dans cet essai, je souhaite partager les sentiments ambivalents qui m'habitent face à cette situation, entre le sacrifice d'amour qui me pousse à attendre debout derrière cette porte et le désir ardent d'une délivrance.

Chaque jour, je me retrouve là, figée dans l'attente, observant la porte qui symbolise l'accès à un monde de possibilités pour Charly. Pourtant, cette routine commence à devenir pesante.

Il y a des moments où vivre ainsi me semble profondément injuste, et où un sentiment d’impuissance s’installe en moi sans que je puisse le chasser. Je me demande alors si cet investissement en temps et en énergie en vaut vraiment la peine. La fatigue s'installe insidieusement, et je ne peux m'empêcher de ressentir un certain désespoir.

Malgré la foi que je porte en cette intégration, il arrive que je me sente comme une ombre, me dérobant peu à peu à mes propres aspirations. Ce sacrifice que je fais, empreint d'amour et de dévouement, devient un fardeau. Les heures d'attente, bien que motivées par un désir de soutien, me laissent fatiguée et épuisée. Je voudrais tant être soulagée, retrouver un équilibre entre mes besoins et ceux de Charly.

Je me rends compte que cet engagement, bien qu'il soit noble, peut parfois m'éteindre. L'attente ne devrait pas être un simple sacrifice, mais un acte porteur d'espoir. Je rêve d'un instant où l'attente se transformera en célébration des progrès réalisés, où chaque minute passée devant cette porte sera marquée par des sourires et des éclats de joie.

En somme, l'expérience de cette attente est un véritable reflet des défis que l'amour et le dévouement peuvent engendrer. Bien que je ressente souvent l'injustice et l'épuisement, il est essentiel de garder à l'esprit le but de cet engagement. Charly mérite cette chance de s'épanouir, et moi, je mérite également de trouver un espace de répit. En cherchant cet équilibre, j'espère transformer cette période d'attente en une aventure enrichissante, tant pour lui que pour moi.

Après les vacances de la Toussaint, Charly aura l'opportunité de passer plus de temps à l'école. Bien qu'il ne soit pas encore intégré en CP, il semble s'accoutumer à cette nouvelle routine. On me propose de doubler son temps d'école, passant de deux à quatre heures par semaine, et je ne peux m'empêcher de me réjouir de cette avancée. Cependant, je réalise que cette liberté, tant espérée, a un coût pour moi. Cet essai explore les défis que j'affronte dans cette quête d'équilibre entre le bien-être de Charly et mes propres besoins.

L'augmentation du temps passé à l'école est une étape cruciale pour Charly. Cependant, pour moi, cela signifie davantage de responsabilités et d'organisation. Être à l'heure devient mon principal objectif, et chaque minute compte. Les jours de pluie, je m'assure que Charly soit bien préparé : vêtements imperméables, parapluie et chaussures adaptées. Mon but est qu'il reste au chaud et au sec, afin qu'il puisse aborder sereinement son heure d'école.

Dans cette dynamique, je m'oublie souvent. Tandis que je m'efforce de garder le sourire et de lui montrer que, quelle que soit la météo, l'école peut être une aventure fantastique, je réalise que je me persuade moi-même. J'essaie de croire que tout ira bien, même lorsque le ciel est gris et que la pluie tambourine sur le sol.

Pourtant, les jours de mauvais temps, l'attente devient pesante. Je me retrouve parfois trempée sous la pluie, attendant que la porte de l'école s'ouvre, et je ressens le besoin de réconfort.

Il est difficile d'admettre que, malgré mes efforts, la fatigue et le stress s'accumulent. Je voudrais que quelqu'un me décharge, ne serait-ce qu'une journée, ou même une heure, de ce poids que je porte.

Mais, en dépit de cela, je tiens bon pour Charly et ses progrès. Chaque sourire qu'il affiche, chaque pas qu'il fait vers l'apprentissage, me rappelle pourquoi je persévère.

L'hiver arrive dans ce chemin parsemé de sacrifices.

Quand il pointe le bout de son nez, et chaque après-midi, je m'engage sur cette route qui nous mène à l'école, le cœur rempli d'espoir. Malgré les températures glaciales, je m'efforce de donner le meilleur à Charly, veillant à ce qu'il soit bien équipé pour affronter le froid. J'ai investi dans un manteau de qualité, des gants et tout le nécessaire pour le tenir au chaud. Quant à moi, je fais avec ce que j'ai.

L'attente devant l'école devient une épreuve de patience et de résistance. Tandis que Charly est bien au chaud, je ressens ce froid qui me transperce, me rappelant sans cesse le sacrifice que je fais pour lui. Mes pieds, engourdis par le gel, ne sont plus que l'écho d'un ressenti effroyable, comme si le froid m'aspirait peu à peu.

Il est difficile de concevoir que l'on puisse subir une telle réalité. Chaque minute passée à attendre semble s'étirer, pesant sur mes épaules. Pourtant, malgré l'inconfort, je tiens bon. Je me rappelle que cet effort est pour Charly, pour lui offrir l'opportunité de grandir et d'apprendre dans un environnement chaleureux et accueillant. Cependant, cette abnégation me laisse parfois perplexe : est-ce vraiment le prix à payer pour son bonheur ?

Je me rends compte que, bien que je sois prête à affronter ces difficultés, il est essentiel de ne pas ignorer mes propres besoins. La fatigue s'accumule, et je me demande si ce sacrifice continu est durable. L'attente, bien que nécessaire, devient un fardeau sur lequel je dois réfléchir.

Ainsi, alors que l'hiver s'installe, je navigue entre l'espoir et la réalité de l'attente. Les sacrifices que je fais pour le confort de Charly sont empreints d'amour, mais ils m'amènent également à questionner mes propres limites. Alors chaque jour, en marchant vers l'école, je me rappelle que, même si le froid m'entoure, l'amour et la détermination sont plus forts que les épreuves. Je souhaite trouver un équilibre, où je pourrai continuer à soutenir Charly tout en prenant soin de moi. Car pour qu'il puisse s'épanouir, il est essentiel que je reste forte et résiliente.

L’hiver a toujours été une période de contrastes. Les jours se suivent et se ressemblent, mais chacun d'eux peut receler des moments de profondes émotions. C'est au cœur de cette saison froide que l'on découvre la force des liens d'amitié et le courage de ceux qui doivent surmonter leurs peurs.

Charly, ce jeune garçon, mon fils, incarne cette lutte quotidienne contre le froid et les défis qui l'accompagnent. Cette année, l'hiver s'est installé plus tôt que prévu, et mon petit doit faire face à la fatigue engendrée par le froid, la route qu'il parcourt à pied et l'exigence de l'école. Pourtant, un événement marquant va transformer cette monotonie hivernale en un moment de pur bonheur.

J'habille Charly avec soin, enfilant de nombreuses couches de vêtements pour le protéger du froid. Malgré mes efforts, je pense qu'il a froid.

Ses joues sont rougies par le vent glacial, et son regard trahit une fatigue accumulée par le trajet à pied qu'il effectue chaque jour. L'école, avec son lot de défis et de concentration, devient un terrain d'épreuves pour lui. Il faut une énergie incroyable pour affronter ces journées qui semblent se suivre sans véritable changement.

Pourtant, c'est dans ce cadre rigide que Charly commence à changer. En janvier, un moment décisif survient. Il me demande, avec une voix hésitante mais déterminée, de l'accompagner pour essayer la voiture. Cette demande résonne en moi comme un symbole de courage, de volonté de surmonter ses peurs. Pendant deux ans, Charly refusait catégoriquement de monter dans un véhicule, terrifié par l'idée de reprendre la route. Mais aujourd'hui, il est prêt à affronter ce défi.

Je compose le numéro de Laura, sa grande amie, toujours prête à nous soutenir dans les moments difficiles. En moins de trois minutes, elle arrive, une lueur d'encouragement dans les yeux. Ensemble, nous partageons une complicité qui rend cette situation encore plus spéciale. Lorsque Charly monte dans la voiture, un mélange d'émotions nous envahit. Laura et moi sommes en larmes, mais ce sont des larmes de bonheur. Le moment est poignant, car il symbolise le triomphe sur la peur et l'acceptation d'un nouveau chapitre.

Sur la route, nous parcourons les kilomètres qui nous séparent de chez nous à vitesse très réduite. Chaque kilomètre semble être une victoire. Le vent glacial de l'hiver, qui semblait peser si lourdement sur Charly, se transforme en un souffle de liberté. La voiture devient un cocon, un espace où il peut se libérer de ses appréhensions. Les rires et les sourires illuminent ce trajet, et l'ordinaire des jours d'hiver se teinte d'une magie inattendue.

Ainsi, les jours se suivent et se ressemblent, mais l'hiver de cette année a révélé la force de l'amitié et du courage. Charly, à travers son expérience, nous rappelle que même dans les moments les plus difficiles, il est possible de trouver des raisons de sourire et de célébrer les petites victoires. Le trajet en voiture, bien plus qu'un simple déplacement, est devenu un symbole de résilience et d'espoir. Alors que nous continuons à avancer dans l'hiver, je réalise que chaque jour peut apporter son lot de surprises et de bonheur, notamment lorsque l'on est entouré.

XII. Dans l'ombre d'un système

Ce sera le cas en mars 2023, lors de ce qui aurait dû être une réunion constructive avec l'équipe éducative, destinée à trouver des solutions pour que Charly puisse bénéficier des soutiens nécessaires dans son accompagnement scolaire.

La mise en œuvre du Projet Personnalisé de Scolarisation (PPS) dans la classe implique une collaboration étroite entre l'enseignant, l'équipe éducative et la famille de l'élève en situation de handicap. Voici les principales étapes de cette mise en œuvre :

1. Connaissance de l'élève :

- L'enseignant prend connaissance du PPS de l'élève, de ses besoins spécifiques et des adaptations recommandées.
- Il s'informe auprès de l'équipe pluridisciplinaire et de la famille pour mieux comprendre le profil et les particularités de l'élève.

2. Aménagements pédagogiques :

- L'enseignant met en place les adaptations et les aménagements nécessaires dans sa classe, en concertation avec l'équipe éducative.

- Cela peut inclure des modifications des supports, des méthodes d'enseignement, de l'organisation de la classe, etc.

3. Accompagnement et suivi :

- L'enseignant travaille en étroite collaboration avec les autres professionnels intervenant auprès de l'élève (AVS, rééducateurs, etc.) pour assurer une prise en charge cohérente.

- Il participe aux équipes de suivi de la scolarisation (ESS) pour faire le point sur l'évolution de l'élève et ajuster le PPS si nécessaire.

4. Implication de la famille :

- L'enseignant maintient une communication régulière avec la famille de l'élève pour échanger sur ses progrès, ses difficultés et les adaptations mises en place.

- Il s'assure que la famille soit impliquée dans la mise en œuvre du PPS et puisse apporter son soutien à l'élève.

5. Évaluation et ajustements :

- L'enseignant évalue régulièrement les effets des aménagements et adaptations mis en place, en concertation avec l'équipe éducative.

- Il participe aux réajustements du PPS en fonction de l'évolution de l'élève et de ses besoins.

La réussite de la mise en œuvre du PPS dans la classe repose sur une approche collaborative, une bonne connaissance de l'élève et une adaptation continue des pratiques pédagogiques. L'enseignant joue un rôle essentiel dans cette démarche, en étroite coordination avec l'équipe éducative et la famille de l'élève.

Voici les principales façons d'être accompagné dans la mise en place d'un PPS :

1. Équipe pluridisciplinaire de la MDPH :

- La Maison Départementale des Personnes Handicapées (MDPH) met en place une équipe pluridisciplinaire chargée d'évaluer les besoins de l'élève et d'élaborer son PPS.

- Cette équipe comprend généralement des médecins, des psychologues, des ergothérapeutes, des enseignants spécialisés, etc.

- Ils apportent leur expertise pour définir les aménagements et les accompagnements nécessaires.

2. Équipe de suivi de la scolarisation (ESS) :

- L'ESS réunit régulièrement l'ensemble des acteurs impliqués dans la scolarisation de l'élève : enseignants, parents, professionnels médico-sociaux, etc.

- Ce temps d'échange permet de faire le point sur les progrès de l'élève, d'ajuster le PPS et de coordonner les interventions.

3. Accompagnement par un auxiliaire de vie scolaire (AVS) :

- Un AVS peut être attribué à l'élève pour l'accompagner dans ses activités scolaires et son projet de scolarisation.

- L'AVS apporte une aide individualisée à l'élève et collabore avec l'enseignant pour mettre en œuvre les adaptations nécessaires.

4. Conseils des enseignants spécialisés :

- Les enseignants spécialisés, comme ceux intervenant dans les RASED (Réseaux d'Aides Spécialisées aux Élèves en Difficulté), peuvent apporter leur expertise et leurs conseils aux enseignants de la classe.

- Ils peuvent notamment aider à l'élaboration d'outils pédagogiques adaptés.

5. Ressources de l'Éducation Nationale :

- Les conseillers pédagogiques, les inspecteurs de l'Éducation Nationale et les équipes de circonscription peuvent accompagner les enseignants dans la mise en œuvre du PPS.

- Ils peuvent fournir des ressources, des formations et un soutien dans l'adaptation des pratiques.

6. Implication des parents :

- Les parents de l'élève sont des partenaires essentiels dans la mise en place du PPS.

- Ils apportent leur connaissance de l'enfant et peuvent contribuer à la réflexion sur les adaptations nécessaires.

Cet accompagnement pluriel permet de s'assurer que le PPS est mis en œuvre de manière cohérente et adaptée aux besoins spécifiques de l'élève, en impliquant tous les acteurs concernés.

Alors que s’est-il réellement passé lors de cette réunion ?

Pourquoi n'ai-je pas été informée de mes droits légaux ?

Les parents doivent être clairement informés qu'ils seront associés à l'élaboration du PPS de leur enfant. Or, nous n'avons jamais été informés de la sorte. Une réunion pour « trouver des solutions ». Voilà ce qu'on nous a dit.

Puisqu'il avait été accueilli en classe ULIS (Unité Localisée pour l'Inclusion Scolaire), avec le CP comme classe de référence.

CP où il n'aura jamais mis les pieds pendant toute une année scolaire.

Cependant, ce moment autour d'une table, qui aurait dû être une occasion d'échanges et de collaboration, s'est rapidement transformé en une expédition punitive à l'encontre de nous, les parents, ainsi que de mon garçon.

Au lieu de favoriser un dialogue ouvert et bienveillant, cette réunion s'est muée en un tribunal où mes préoccupations étaient ignorées et mes propositions méprisées. Les regards étaient froids, et les mots utilisés semblaient plus être des accusations que des suggestions constructives. Je me suis sentie piégée, comme si chaque tentative de défendre les intérêts de Charly était perçue comme une menace pour l'autorité de l'équipe éducative.

Et ce fameux PPS était devenu le piège permanent du système à mes yeux.

Cette expérience, mon expérience, fut dévastatrice. Au lieu de repartir avec des solutions concrètes et un plan d'action, je suis rentrée chez moi avec un sentiment d'injustice, une colère sourde et une profonde frustration. Charly, qui avait besoin de soutien et de compréhension, se retrouvait au cœur d'une dynamique qui ne faisait qu'aggraver sa situation.

Je me suis alors promis de continuer à me battre, non seulement pour lui, mais aussi pour tous les enfants qui, comme lui, méritent une écoute attentive, un accompagnement adapté et un environnement scolaire bienveillant. Cette expérience ne ferait que renforcer ma détermination à plaider pour les droits des élèves, à dénoncer les injustices et à combattre pour un système éducatif plus inclusif et équitable.

Je ressens mes entrailles complètement vidées par si peu de reconnaissance. À un moment donné, j'avais l'impression qu'au moment où l'on a prononcé cette IP (Information préoccupante) auprès des services sociaux à mon encontre, que je considère abusive, je faisais déjà preuve d'incompétence dans mon rôle de mère à leurs yeux, un rôle entaché de mille doutes.

Au fond de moi, je percevais la haine et le désir d'humilier chez certains interlocuteurs. Malgré une émotivité très forte, je voulais garder la face ; je devais garder la face. J'étais au tribunal, je me suis retrouvée à jouer le rôle de ma propre avocate ; en réalité, j'étais devenue avocate malgré moi.

J'ai plaidé non coupable des faits qui m'étaient attribués, du plus profond de mon être. J'ai évoqué et parlé avec mon cœur qui, à cet instant, battait si fort qu'il semblait vouloir s'extirper de mon corps pour que les monstres qui me faisaient face le rattrapent et comprennent. Ce sont mes entrailles qui ont vécu ces événements, ce sont elles qui s'exprimeront. Ce sont elles qui évoquent le mieux ce puissant ressenti d'impuissance face à une machine bureaucratique bien rodée. Un système si vaste qu'aucune force ne pourrait altérer son idée initiale.

Je suis perçue comme la mère à abattre parce que j'ose dénoncer la vérité.

Tout cela a débuté avec une crise autistique et un bleu que je découvre, à peine quelques jours plus tard, en jouant avec Charly au loup. Je demande à Charly d'où cela provient. Il me répond, d'une manière percutante :

« C'est la maîtresse, la conne ». À ce moment-là, je prends conscience de la maltraitance subie par nos enfants différents à l'école. Mes émotions en émoi, j'envoie immédiatement un e-mail en demandant des explications concernant ce bleu, accompagné d'une photo. Je n'en obtiendrai aucune. La punition arrivera quelques jours plus tard.

On me demande de garder Charly quelques jours le temps d'organiser une réunion pour trouver des solutions, et dans la semaine, une réunion importante se tient. J'ai l'honneur d'être conviée à cette réunion improvisée, sans même avoir été alertée de manière à pouvoir défendre ma position. J'aurais voulu avoir des alliés pour mettre fin à ce massacre. L'improviste sera le terme que j'attribuerai à cette rencontre, qui s'avérera assez déstabilisante.

Cependant, j'y suis allée en tant qu'alliée, car les monstres étaient censés trouver une solution calme et bienveillante pour nous.

Je connais mon sujet, je le vis, je n'ai pas besoin de réviser. Je me rends compte alors que je fais peur. On qualifie Charly de tricheur aux cartes, qu'il refuse de travailler, qu'il effraie les autres avec ses crises. Je constate alors qu'en réalité, ils nous invitent indirectement à disparaître de cette école.

J'évoque que j'avais demandé une AESH uniquement pour lui, comme cela a été attribué par la MDPH. Ils me tiennent un discours affirmant qu'en ULIS, ce n'est pas possible. Que cela ne se fait que lors de l'inclusion dans sa classe de référence, qu'il ne connaîtra jamais. Je sais que c'est faux, puisque je m'étais renseignée. Je voulais les contredire, en leur affirmant que la récréation pour un enfant autiste représentait de l'inclusion, et qu'une AESH individualisée aurait dû l'accompagner. Mais ils détournent mes arguments, et sans pouvoir espérer une réponse, c'est là que tout commence.

De la crise autistique dans sa classe, à un comportement problématique, cela a abouti à une information préoccupante auprès de la protection de l'enfance. La descente aux enfers, celle qui a rongé mon corps à un point tel qu'une tumeur de 8 centimètres a commencé à détruire mes organes, mes ovaires, symboles mêmes de la reproduction. On s'attaquait à ma chair en me traitant de mère défaillante.

Lorsque l'inspectrice de l'Éducation nationale m'a demandé si j'étais fatiguée, je n'aurais jamais dû répondre par l'affirmative. Mais, à cet instant, quand j'ai répondu oui, j'ai compris que cette femme avait eu sa petite vengeance personnelle face au post qu'elle n'avait pas du tout apprécié quelques mois plus tôt. Jeu, set et match.

Pourtant, qui ne le serait pas après sept années de nuits blanches, d'une saison hivernale de travail sans répit et le poids constant de devoir me justifier quant à mes démarches pour Charly ? Le fait que mon fils soit autiste n'est pas un problème en soi, mais le besoin de défendre mes choix éducatifs face à un système si peu compréhensif et souvent intrusif m'épuise. Chaque entretien, chaque évaluation, chaque question est une nouvelle épreuve qui me laisse épuisée, tant physiquement que mentalement.

Les informations préoccupantes abusives sont bien connues en France pour anéantir sans scrupule des milliers de familles bienveillantes qui essaient simplement de soutenir leurs enfants en situation de handicap. Cette pression inconstante crée un sentiment d'isolement et de découragement, rendant chaque journée encore plus difficile à affronter. Dans ce combat quotidien, je me sens souvent comme une guerrière épuisée, luttant contre un système qui semble ignorer les besoins réels de mon enfant. Alors que je m'efforce de lui offrir un environnement aimant et stimulant, je suis confrontée à des jugements et à des attentes qui ne tiennent pas compte de la réalité de notre vie. Chaque pas en avant est accompagné de doutes, mais je reste déterminée à m'accrocher à l'espoir et à la conviction que Charly mérite un soutien adapté, même si cela demande un effort colossal.

Qui peut se prétendre expert dans ce domaine ? Qui peut se permettre de juger sans aucune connaissance réelle d'une situation aussi complexe que celle de vivre avec un enfant autiste, et de devoir se réinventer chaque jour pour que votre enfant puisse évoluer de la meilleure façon possible ?

Quelques mois auparavant, un médecin de l'Éducation nationale m'a demandé ce que je faisais durant la journée pour permettre à mon fils de se dépenser. Elle était sèche, et dans une ignorance totale des problèmes de sommeil que rencontrent nos enfants différents. Je me suis levée et j'ai répondu : «

Je m'en vais, j'ai l'impression d'être jugée. » Je faisais certainement bien plus que bon nombre de parents d'enfants lambda. Elle et moi devenions ennemies à ce moment. Je ressentais son regard et son ton de voix juger mes actions face à mon petit.

Pourtant, j'étais ravie qu'on me propose un rendez-vous avec un médecin. Sachant que depuis deux ans, mon fils ne voulait plus monter dans une voiture. Je pensais qu'on me voulait du bien. Je me suis trompée, encore et encore.

C'est en pleurant que je suis sortie de ce rendez-vous avec le médecin scolaire.

Alors au moment où j'ai eu la proposition pour cette réunion improvisée, elle était là, silencieuse mais omniprésente, ajoutant une tension palpable à l'atmosphère déjà chargée d'émotions.

La visio, un outil fantastique, avait permis à tous de se réunir, mais elle avait aussi mis en lumière les fractures dans notre système éducatif. Certains visages apparaissant sur l'écran, certains étaient face à nous ; tous étaient reliés par ce fil invisible qui connecte les individus appartenant à un même système. L'unité dans la bureaucratie : un paradoxe contemporain.

Dans un monde où l'individualisme semble prédominer, il est fascinant d'observer comment les individus peuvent se retrouver liés par des forces invisibles. L'un des exemples les plus frappants de cette dynamique est celle de la bureaucratie. Ce système, souvent critiqué pour sa rigidité et son inefficacité, crée pourtant des liens solides entre les individus qui y évoluent. « Quant aux autres, ils étaient comme unis par une force identique, comme liés par le pouvoir qu'ils s'accordaient sans honte », cela résume bien ce phénomène complexe où l'appartenance à un même cadre administratif peut engendrer un sentiment d'unité inattendu.

Cependant, cette force qui unit les individus peut également être perçue comme un carcan. Les employés peuvent se sentir piégés dans un système qui valorise la conformité au détriment de l'innovation et de la créativité. La bureaucratie peut créer une ambiance de travail où la peur de l'erreur prime sur l'initiative personnelle. Malgré cela, cette même peur crée une forme de cohésion, car chacun sait qu'il doit compter sur l'autre pour éviter les écueils du système. Ils deviennent ainsi des alliés, partageant des frustrations communes face à des processus jugés souvent interminables et parfois absurdes.

Alors que je tentais d'expliquer les défis auxquels Charly et nous-mêmes étions confrontés, mes mots étaient entrecoupés de sanglots, une cascade de larmes intérieures que je ne pouvais retenir.

Chaque question posée résonnait comme un écho de mes propres doutes et angoisses, renforçant ce sentiment d'impuissance qui m'étreignait. Je me sentais à la fois exposée et vulnérable, comme si chaque mot prononcé était une pierre jetée dans l'étang de mes émotions. J'avais l'impression que mes préoccupations étaient balayées par le flot de la bureaucratie, que mes efforts pour défendre les besoins de Charly se heurtaient à un mur d'indifférence.

Ils tiraient tous à balles réelles, chaque fois.

J'ai l'impression d'être dans une finale de Roland-Garros. Je réponds vite, mais je suis seule. Le papa se mure dans le silence. Et moi, je tente de renvoyer des balles qui pleuvent à toute vitesse, sans répit.

Faire face à des balles tirées très vite nécessite une concentration extrême. Dans notre vie quotidienne, ces « balles » peuvent représenter des responsabilités, des attentes ou des émotions à gérer. La nécessité de répondre avec rapidité peut engendrer un stress considérable, surtout lorsque l'on se sent isolé. Réagir vite, c'est aussi être dans l'instinct, mais cela peut parfois conduire à des décisions impulsives, souvent regrettées par la suite.

C'est une expérience riche en émotions et en enseignements. Elle met en lumière la complexité de nos luttes intérieures, les pressions que nous ressentons et le besoin d'un soutien qui peut parfois faire défaut.

Le silence du papa de Charly est loin d'être simple.

Il me pousse à me confronter aux défis, à apprendre à répondre aux questions qui arrivent à toute vitesse. Ainsi, même dans l'isolement, il est possible de se découvrir des forces insoupçonnées, de s'affirmer et de trouver sa propre voie.

J'expliquais les faits, les impossibilités, les manques de place. Que pendant deux ans, mon fils n'était pas monté dans une voiture à cause d'une phobie.

Que j'ai passé des heures à jouer avec lui dans la voiture pour qu'il y parvienne enfin.

Que je consacrais une matinée entière à motiver Charly à aller à l'école, un trajet de trente minutes à pied.

Que malgré le froid mordant, la neige et la pluie, je restais là, animée par la conviction que ce moment était essentiel pour mon enfant. Chaque souffle glacial, chaque flocon qui se posait sur ma peau me rappelait l'importance de cet instant. Je pensais à lui, à son avenir, à la chance qu'il méritait. L'ULIS, ce prétendu sanctuaire d'apprentissage, semblait si éloigné de l'idée que je m'en faisais.

Les sous-sols où se trouvaient cette classe et où nous étions convoqués ce jour pour ce rendez-vous improvisé était le reflet d'une indifférence trop souvent manifestée à l'égard des enfants en situation de handicap. L'odeur d'urine, les murs gris et froids, tout cela pesait sur mon cœur comme un lourd fardeau. J'aurais voulu que cette école soit un phare de lumière et de chaleur, un endroit où chaque enfant se sentirait valorisé et aimé. Mais, au lieu de cela, je ne voyais que l'ombre écrasante de la négligence, une déconsidération qui me blessait profondément. Malgré tout, je tenais bon, espérant qu'un jour la lumière franchirait ces murs et que mon petit pourrait y éclore, libre d'être lui-même dans un environnement qui le soutiendrait.

J'avais l'impression que tout ce que je disais restait sans écho. Mon fils était devenu le monstre de la classe, et moi, la mère qui ne faisait rien pour l'aider. Mais aujourd'hui, je pense qu'avant même cette réunion, tout était déjà engagé pour nous diriger vers une issue loin d'être celle des artistes.

Rien ne semblait pouvoir apaiser les tensions qui s'accumulaient. Les échanges de regards, les sourires réconfortants et les gestes de soutien étaient absents, laissant place à un vide qui semblait s'étendre chaque minute. Ce rendez-vous, censé être un moment d'échange constructif, s'était transformé en un combat émotionnel où je me sentais à la fois vulnérable et déterminée. Je voyais chaque visage comme un reflet de ma propre détresse, une communauté d'éducateurs n'ayant sans doute qu'une envie, celle de terminer cette réunion et de reprendre le cours normal de leur vie.

Sans même avoir quelque empathie que ce soit face à cette violence émotionnelle qu'ils m'avaient infligée, je me suis retrouvée piégée dans un tourbillon de solitude. Chaque regard détaché, chaque murmure distrait renforçait mon sentiment d'abandon. Je voulais crier, faire entendre ma douleur, mais mes mots se perdaient dans l’indifférence ambiante. J'avais l'impression de porter un fardeau invisible, une souffrance que personne ne semblait prêt à reconnaître. Dans cette pièce, où le silence pesait lourdement, je cherchais un signe, un geste d'empathie, une main tendue. Mais à la place, je ne trouvais que des visages figés, comme des masques d’ignorance, incapables de voir au-delà de leurs propres préoccupations. Mon cœur se serrait, chaque battement résonnant comme un appel désespéré à la connexion humaine, tandis que l’écho de ma détresse se perdait dans le vide.

En sortant, je savais que ces larmes étaient le reflet non seulement de ma fatigue, mais aussi d'une résilience profonde, celle qui me pousse à continuer à défendre Charly et à chercher le soutien dont il a tant besoin. Je réalisais que, malgré le poids de l’angoisse, chaque combat que je menais était une étape vers un avenir meilleur pour lui. Ce mélange de désespoir et d'espoir, de tristesse et de détermination, me rappelait que je n’étais pas seule dans cette lutte. Chaque larme versée était un acte de courage, un pas de plus vers la reconnaissance des besoins de mon enfant et la promesse de ne jamais abandonner.

Je n'existe plus en tant que femme. Je suis uniquement là pour rendre mon petit autonome et heureux. Les injustices ne se limitent pas à l'aspect financier. La stigmatisation liée à l'autisme est omniprésente, je fais face en permanence à des jugements hâtifs. Les gens ne comprennent pas toujours les comportements de mon petit, et par extension, les miens. Il faut une force intérieure exceptionnelle pour continuer cette lutte.

C'est évidemment en pleurant que je suis sortie de cette classe, précipitamment, après avoir été condamnée par un tribunal de soi-disant bien-pensants n'ayant absolument aucune idée de ce qu'était mon quotidien pour guider Charly vers les savoirs de toutes sortes. En me levant de ma chaise, un objet est tombé, et ce bruit ne m'a pas aidée à ne pas passer pour une personne non névrosée. J'étais simplement bouleversée, je manquais d'air, je ne sentais plus mes jambes. Il fallait que je sorte rapidement. Je suis partie précipitamment, désireuse de m'éloigner de ce cauchemar.

Je prends ma voiture et m'arrête dans un bois où je hurle, les larmes coulant sur mon visage. À ce moment-là, je suis anéantie par l'injustice que je subis et par la peur de perdre mon petit. Tout se mélange, je suis perdue. Qu'ai-je fait de mal ? C'est ainsi en France : on ne vous propose rien, mais on accuse de pauvres parents qui souhaitent bien faire, sans manuel.

Et si j'avais su que cette « réunion », selon le terme employé par l'institutrice, serait si humiliante pour trouver une solution pour Charly, je n'aurais jamais accepté. Sans pouvoir me retourner, j'étais là, quand j'avais ouvert cette porte avec devant une dizaine de personnes présentes pour me rabaisser. J'avais naïvement pensé que tout cela ferait progresser mon fils. J'étais tellement naïve de croire que c'était pour nous aider qu'on m'avait convoquée en urgence. Qu'enfin, j'aurais un soutien nécessaire. Dans cette toute petite classe ULISS, à l'odeur d'urine pestilentielle, j'étais confrontée à la cruauté engendrée par cette déshumanisation totale.

J'aimerais tant que ceux qui ont prononcé ce verdict infâme puissent aujourd'hui ressentir de la honte d'avoir agi sans avoir de connaissances réelles sur la problématique. Une mécanique si bien rôdée pour se débarrasser sans scrupule d'une famille, sans même dire qu'ils vous excluent du système. Ce système défaillant prétendant être inclusif, qui considère les AESH avec autant de mépris que nos enfants, n'attribuant pas ou peu d'heures pour les accompagnements nécessaires.

La pression académique est à sens unique. La collaboration que je croyais bienveillante s'est effondrée. Je me suis battue pour que mon fils puisse acquérir des savoirs, et je me bats maintenant pour le retirer. Quel paradoxe. Mais au lieu de m'encourager dans ce défi unique auquel j'étais confrontée, j'ai été confrontée à un peloton d'exécution. Alors que la défaillance était la leur.

Pas assez formés ou sensibilisés aux besoins spécifiques de nos enfants handicapés, le manque d'aménagements appropriés dans les écoles est criant. C'est parce que j'ai voulu défendre les droits de mon fils que j'ai été laissée aux mains des prédateurs. Un défi supplémentaire, celui de communiquer avec le corps enseignant et ses administrateurs. Je me suis transformée en défenseuse sans formation des droits de mon petit. Malheureusement, je n'étais pas suffisamment préparée face à ce système colossal d'égos souvent surdimensionnés. Nous n'avons pas été compris, nous n'avons pas été écoutés, nous avons été abandonnés par un système qui refuse toute remise en question. Avec son pouvoir absolu et triste de décisions maltraitantes, l'éducation pour nos enfants n'est pas de qualité, elle n'est pas équitable.

Le paradoxe de ma lutte me frappait de plein fouet : j'avais combattu pour l'intégrer, je savais à cet instant que j'allais me battre pour le retirer de notre belle institution, et maintenant je me battais à nouveau pour lui offrir une chance.

Quant au compte rendu, la date de naissance de mon fils est erronée.

Chose surprenante pour des gens se considérant hors de tout erreur possible.

Ceci n'était rien à côté du fait qu'il annonçait que la classe de mon fils était le CE1 alors qu'il était admis en CP en classe de référence.

Comment expliquer que des erreurs aussi importantes que la date de naissance et la classe de mon fils se soient glissées dans le compte-rendu du Projet Personnalisé de Scolarisation (PPS) ? Cela soulève des interrogations sur la rigueur et la fiabilité du travail effectué par l'équipe pluridisciplinaire.

D'une intégration presque réussie en octobre, il était devenu le monstre de la classe, n'appréciant pas le calme et le contexte studieux.

Son comportement s'est dégradé avec des crises, il n'a plus la possibilité d'avoir des interactions sociales.

Il est possible que les aménagements et l'accompagnement mis en place n'aient pas été à la hauteur de ses besoins spécifiques, aggravant ainsi son mal-être à l'école.

Mais aucune remise en cause, tout était apparemment parfait dans leur façon d'agir. Non, forcément, le problème venait des parents.

Après cet épisode, j'avais presque l'espoir que cette information préoccupante dénoncée n'avait pas abouti, qu'ils avaient compris qu'il n'y avait aucune défaillance de ma part. Cet espoir me portait, me permettant de croire que la tempête allait enfin s'apaiser. Mais la réalité m'a rattrapée. Quelques semaines plus tard, lors d'un examen de routine, une masse est découverte sur mon ovaire, semblable à une balle de tennis. Les résultats des marqueurs biologiques ne laissent aucun doute : je dois m'en remettre aux médecins. C'était comme si la maladie surgissait au moment où mon corps ne pouvait plus supporter le moindre écart émotionnel.

Les deux opérations, programmées à dix jours d'intervalle, me terrassent littéralement. Chaque intervention est une épreuve, à la fois physique et morale. La douleur est omniprésente, et cette poche qui orne désormais mon ventre devient un symbole de ma bataille. Elle m’est presque essentielle pour évacuer, non pas le pus d'une infection, mais la souffrance accumulée, comme si elle se déversait dans un sac. Cet épisode est profondément bouleversant : je me sens affaiblie, fragile, épuisée. Je ne suis plus que l'ombre de moi-même.

Je ne peux m'empêcher de m'interroger : pourquoi tant d'acharnement de la part de l'univers ? Pourquoi n'ai-je jamais de répit ? Chaque jour semble apporter son lot de défis, sans jamais me laisser souffler.

Et pourtant, malgré la présence de cette poche et les lourdes opérations, je mets ma convalescence de côté. Habitée par un seul objectif, je me concentre sur Charly. Il devient ma priorité absolue, mon phare dans la tempête. Sa présence me donne la force de me relever, de continuer à avancer malgré les épreuves. Je sais que pour lui, je dois puiser dans les dernières ressources de mon être, lui offrir tout l'amour et l'attention qu'il mérite. C'est cette mission qui me pousse à me dépasser, à ignorer ma propre douleur pour me consacrer entièrement à son bien-être.

Après quelques mois de soins, la plaie laissée ouverte pour en évacuer les impuretés semble vouloir se refermer.

Je suis rattrapée par la réalité, une réalité cruelle et implacable. Les services sociaux me contactent, et je comprends qu'ils ont franchi le pas. Ils ont osé intervenir, mais pourquoi ? Encore épuisée par les opérations, je me tiens tant bien que mal, essayant de rester digne face aux attentes de l'équipe de la protection de l'enfance. Tout cela est si intrusif, si douloureux, si violent.

C'est comme si une petite mort s'abattait sur moi, une mort silencieuse et insidieuse. Ce n'est pas la fin physique que je ressens, mais une dissolution intérieure, celle d'une mère accusée à tort. On me juge pour un crime que je n'ai pas commis, et cette injustice dévore mon âme. Chaque question posée, chaque regard scrutateur, est comme une lame qui cisaille lentement ma dignité et mon amour-propre.

Il y a une partie de moi qui s'efface, qui se meurt dans cette bataille injuste. Je suis vivante à l'extérieur, mais à l'intérieur, je me sens vide, comme une coquille délaissée par son occupant. Cette intrusion dans ma vie, cette mise en accusation de mon rôle de mère, c'est une violence qui dépasse les mots. Elle déchire le tissu même de mon existence, me laissant sans défense, vulnérable.

Puis survient la découverte de ce que j'aurais retranscrit aux instituteurs : un véritable tissu de mensonges, truffé de formulations que je n'emploie jamais. À cet instant précis, plus que jamais, je comprends dans quel pétrin je me trouve, confrontée à cette machine infernale du pouvoir et du mensonge. La désillusion m'envahit, révélant l'écart abyssal entre la réalité de notre quotidien et les narratives biaisées qui se propagent. Ce constat me plonge dans une profonde réflexion sur la vérité et l'intégrité, alors que je perçois avec acuité les mécanismes manipulateurs qui opèrent en coulisses. Je me sens piégée dans un système où la transparence et l'honnêteté semblent des concepts obsolètes, laissant place à un discours déformé qui entrave la compréhension et la bienveillance. Cette prise de conscience me pousse à lutter, à ne pas me laisser submerger par ce tourbillon de faux-semblants, et à défendre la voix de mon fils avec une détermination renouvelée.

Je me bats pour respirer, pour ne pas sombrer, car je sais que je dois être forte pour Charly. Pourtant, chaque jour, je ressens cette petite mort, ce deuil de la mère que j'étais, pleine de certitudes et de confiance. Il ne reste que des miettes de cette personne, des fragments que je tente de rassembler pour avancer. Malgré tout, je refuse de m'abandonner à cette douleur, car Charly a besoin de moi. Il est ma lumière, mon espoir, celui qui me pousse à me relever et à continuer, même lorsque tout semble perdu.

Puis, au fil des entretiens, une transformation s'opère. Je ressens enfin de l'empathie, une chaleur humaine que je n'avais plus osé espérer. Face à moi, deux femmes dont le regard et les mots traduisent une compréhension profonde de l'ampleur de mon combat. Leur professionnalisme, teinté de bienveillance, me permet pour la première fois d'être véritablement écoutée et non jugée. C'est comme retrouver un éclat d'humanité dans un océan de procédures froides et impersonnelles, un baume sur les blessures invisibles qui marquent mon cœur.

Malgré cette lueur d'espoir, la peur continue de me ronger le ventre. Elle est omniprésente, cette peur sourde et tenace qu'on m'arrache injustement mon fils, simplement parce que personne n'avait jusque-là compris notre réalité. Chaque entretien devient un exercice d'équilibre délicat entre soulagement et angoisse, entre l'espoir d'être enfin entendue et la crainte persistante d'une erreur irréparable.

Ces femmes, par leur écoute attentive et leur compréhension sincère, me rappellent que l'humanité existe encore, même au sein des systèmes les plus rigides. Leur attitude me donne la force de continuer à me battre pour Charly, de défendre notre histoire, notre vérité. Chaque moment passé avec elles est une bouffée d'air frais, un rappel vibrant que je ne suis pas seule dans cette lutte. L'empathie qu'elles offrent devient une ancre dans ma tempête, prouvant que, parfois, un simple acte de compréhension peut véritablement éclairer les ténèbres et transformer le cours d'une vie.

Les mois passent et les rendez-vous s’enchainent. Je n’ai toujours pas remis Charly à l’école.

J’ai entrepris de constituer un dossier en vue de dispenser l’instruction en famille.

Chaque jour, je ressens le poids de la bureaucratie qui pèse lourdement sur mes épaules.

Ma demande a été appuyée par l'avis d'un neuropédiatre exceptionnel, Docteur Azzano Véronique. Enfin, je sentais de la douceur, de la compréhension, mais surtout, aucun jugement.

Un médecin qui a su voir au-delà des formulaires et des statistiques, qui a compris les besoins uniques de Charly.

Cependant, le chaos administratif s'est invité dans notre vie. Des dossiers égarés, des lettres qui ne parviennent jamais à leurs destinataires : tout semble se liguer contre nous, comme une mécanique bien huilée qui broie les espoirs des familles en quête de solutions adaptées. Ce sentiment d'impuissance face à une machine impersonnelle est accablant.

Après une première demande infructueuse, je soumets une seconde requête, pleine d'espoir. Mais le verdict tombe, implacable : un refus. Comment cela est-il possible ? Charly, qui est manifestement une charge pour l'école, a été gentiment poussé vers la sortie, et pourtant, on nous refuse l'alternative la plus sensée. De deux heures par semaine à six, nous sommes redescendus à deux après un rendez-vous avec un panel d'experts qui, malgré leurs titres et leurs discours, ne semblent pas comprendre l'impact de leurs décisions.

Ce refus me semble presque cynique, un geste calculé pour maintenir une façade d'inclusion dans les écoles, une inclusion qui ne semble exister que sur le papier, servant à rassurer la population sur l'engagement des institutions. Mais pour nous, c'est une illusion amère, un mirage qui cache une réalité bien différente.

Je suis confrontée à un dilemme. D'un côté, je suis en colère contre un système qui prétend valoriser la diversité mais qui, en réalité, ferme ses portes à ceux qui en ont le plus besoin. De l'autre, je suis déterminée à ne pas laisser ce refus nous abattre. Chaque lettre, chaque appel est une bataille, mais je refuse de céder. Pour Charly, je continuerai à me battre, car il mérite bien plus qu'une inclusion de façade. Il mérite une éducation qui respecte son rythme, qui valorise ses différences et qui lui offre les outils pour s'épanouir pleinement.

Cette situation me pousse à repenser notre approche, à chercher des solutions alternatives, à mobiliser toutes les ressources possibles pour garantir à Charly un avenir digne. Je sais que ce combat est long et difficile, mais chaque petit pas en avant, chaque signe de progrès, est une victoire en soi. Et pour lui, je suis prête à affronter tous les défis, car son bien-être et sa réussite sont mes priorités absolues.

Je deviens hors la loi, un statut que je n'aurais jamais imaginé endosser. Les lettres de menaces s'intensifient, chaque enveloppe apportant son lot d'angoisse et de stress. Mais au plus profond de moi, une conviction inébranlable me guide : je dois continuer à dire non à cette école qui, sous couvert d'inclusion, ne nous offre que des miettes, tout en utilisant sa puissance institutionnelle pour nous forcer à les accepter.

Je tiens bon, malgré la pression. Charly me confie sa souffrance absolue à l'école, et je vois dans ses yeux que chaque jour passé là-bas a laissé des traces indélébiles. Pour lui, le souvenir de son passage dans cette institution est douloureux, un rappel constant de l'inadéquation du système face à ses besoins spécifiques.

En février, une lueur d'espoir éclaire notre chemin lorsque je reçois le compte rendu de la protection de l'enfance. Ce moment est empreint d'une émotion intense, presque palpable, lorsque l'une des personnes bienveillantes qui m'avait rencontrée auparavant m'annonce que je suis blanchie. Ces mots, attendus avec tant d'angoisse, résonnent profondément en moi. Mieux encore, je suis reconnue comme une personne d'honneur, valorisée pour mon dévouement inébranlable et mon travail acharné pour Charly. C'est une reconnaissance que je n'osais plus espérer, un baume sur les blessures ouvertes par tant de mois de lutte et de doutes.

Les larmes, longtemps contenues, jaillissent enfin, exprimant un mélange de soulagement, de gratitude et de joie pure. Chaque goutte est un écho de la douleur passée, désormais transformée en une douce mélodie de triomphe. Après tant de mois de lutte et d'incertitude, ces mots résonnent comme une validation de tout ce que j'ai traversé. Je suis enfin heureuse, et un poids immense s'allège de mes épaules. Je ressens une paix intérieure, une sérénité que je n'avais pas connue depuis bien trop longtemps.

Dans cet instant de grâce, je prends une décision déterminante : je ne laisserai pas cette expérience douloureuse passer sous silence. Je suis déterminée à transformer cette épreuve en un témoignage poignant, un récit qui révélera au monde entier la difficulté et la réalité de notre combat pour un système plus juste et plus humain. Écrire devient ma catharsis, un moyen de transformer la douleur en espoir, de donner une voix à ceux qui n'en ont pas et d'inspirer un changement nécessaire.

Et contre toute attente, c'est ensuite la gendarmerie qui est missionnée pour la difficile tâche de m'auditionner. Cette convocation, telle une décharge électrique, me rappelle brutalement que je suis maintenant hors la loi. Une mère déterminée à protéger son enfant, mais perçue par notre belle institution comme un exemple à ne pas suivre, un avertissement à brandir. Les murs froids de cette réalité se referment un peu plus autour de moi, mais au lieu de m'écraser, ils attisent le feu de ma détermination.

Quand Charly découvre que je dois me rendre à la gendarmerie, il me dit : « Maman, tant pis, je vais aller à l'école, je ne veux pas que tu ailles en prison. » Je lui demande alors

: « Charly, veux-tu vraiment retourner à l'école ? Je peux t'inscrire dès demain si tu le souhaites. » Il me répond avec fermeté : « Non, je ne veux pas. » Je lui assure alors : « Mon fils, je ferai tout ce qui est en mon pouvoir pour que tu puisses apprendre à la maison, quoi qu'il m'en coûte. Juré. »

Lorsque le gendarme me demande si je reconnais les faits, et donc si je suis hors la loi, je lui réponds fermement que non. Je m'explique alors : « Je ne me considère pas hors la loi, mais plutôt comme quelqu'un qui se bat pour le bien de son enfant. Je serais hors la loi le jour où l'Éducation nationale reconnaîtrait ses propres lacunes en matière d'inclusion et d'accompagnement adéquat des enfants en situation de handicap. »

Je sais que le gendarme a probablement consigné mes propos, mais je ne saurai jamais ce qu'il en a fait. Une chose est sûre : je ne suis coupable que d'aimer mon enfant et de vouloir lui offrir le meilleur. Coupable d'exiger un système éducatif plus juste et inclusif, qui ne se contente pas de donner des miettes à nos enfants. Coupable de vouloir les protéger coûte que coûte.

Mais je ne suis pas hors la loi. Je suis simplement un parent qui se bat pour les droits de son enfant, avec toute la détermination et la ferveur que cela implique. C'est un combat difficile, mais je suis prête à l'assumer, car l'avenir de mon fils en dépend.

Malgré cette nouvelle épreuve qui s'ajoute à tant d'autres, je sens monter en moi une volonté encore plus forte, presque indomptable. Je ne lâcherai pas. Chaque obstacle que l'on dresse sur mon chemin ne fait que renforcer ma détermination à me battre pour les droits de mon fils. Il est ma lumière, ma raison de me lever chaque matin avec l'énergie de mille soleils ; je suis prête à affronter cette tempête, car il mérite d'avoir une voix, et il mérite que cette voix soit entendue haut et fort, sans compromis.

Je vais continuer à défendre les droits de Charly avec tout l'amour et la force que je possède, car sa dignité et son bien-être en dépendent. Je sais que ce chemin est semé d'embûches, de regards méfiants et de jugements hâtifs, mais je suis prête à me battre jusqu'au bout. Pour lui, pour nous, et pour tous ceux qui viendront après nous, je resterai debout, résolue et inflexible. Cette lutte est bien plus qu'un simple combat personnel : elle est le symbole d'un espoir collectif, celui d'un monde où chaque enfant a la chance de s'épanouir pleinement, sans entraves ni injustice.

Je veux que notre histoire serve de flambeau pour d'autres, une source d'inspiration et de courage pour ceux qui se trouvent au bord du précipice. Car au-delà de la douleur et des défis, il y a une vérité simple et inébranlable : l'amour d'une mère pour son enfant est une force de la nature, capable de déplacer des montagnes et de défier les lois, pour peu que cela signifie offrir à son enfant l'avenir radieux qu'il mérite.

Je souhaite que notre histoire soit un phare pour d'autres parents traversant des tempêtes similaires, un témoignage que, même dans l'adversité la plus sombre, la persévérance et l'amour peuvent triompher. Car au-delà de l'épreuve, il y a la volonté indéfectible de bâtir un avenir meilleur pour Charly et pour tous ceux qui, comme lui, méritent d'être compris et soutenus dans leur singularité.

Alors, je deviens une arme de guerre, une mère prête à tout pour protéger son enfant. Je continue, je persiste, je tiens bon. Chaque lettre de menace n'est qu'un obstacle de plus à surmonter, une preuve supplémentaire de la nécessité de notre combat. Je refuse de céder face à un système qui ne voit pas la valeur et le potentiel de mon fils.

Pour Charly, je deviens une guerrière, déterminée à lui offrir un environnement où il peut s'épanouir sans crainte, sans douleur. C'est un chemin semé d'embûches, mais je suis résolue à ne pas reculer. Parce qu'au fond, je sais que notre lutte n'est pas vaine. Elle est le reflet de tous les parents qui se battent pour une justice véritable, pour une éducation qui respecte et valorise chaque enfant, quelles que soient ses différences.

Quelques jours après cette audition éprouvante auprès de la gendarmerie, où je ne reconnaîtrai pas le fait d'être coupable, je me sens envahie par une onde de désespoir face à ce qui me semble être une accusation démesurée. Les faits qui me sont reprochés pèsent lourdement sur mes épaules, mais je persiste à défendre ma position. Je n'hésite pas à évoquer que je me considérerai coupable le jour où notre belle institution sera véritablement hors de soupçon en ce qui concerne l'inclusion.

Je n'ai jamais agi avec malveillance envers mon petit. Au contraire, chaque geste que j'ai posé a été guidé par l'amour d'une maman, une mère qui ne peut supporter la maltraitance d'un système qui, à bien des égards, semble défaillant. Ce système, censé protéger et soutenir nos enfants, se révèle parfois source de souffrance et d'incompréhension. Je ne peux accepter que mon amour et ma détermination à défendre les droits de mon enfant soient perçus comme une faute.

Je me bats pour une vision d'inclusion où chaque enfant, quelle que soit sa différence, reçoit l'attention et le respect qu'il mérite. Mon engagement ne découle pas d'une volonté de transgresser les règles, mais d'un désir ardent de voir un changement positif dans la vie de ceux qui, comme mon fils, se heurtent à des barrières injustes.

Il est temps que notre société reconnaisse que l'inclusion ne doit pas être un concept flou, mais une réalité tangible. Je refuse de laisser la peur et le jugement m'entraver. Mon combat est celui d'une mère qui croit en la capacité des institutions à évoluer, à écouter, à apprendre. Je veux que ma voix soit entendue, que mes intentions soient comprises, et que l'amour qui guide mes actions soit reconnu pour ce qu'il est : un acte de défense et de protection inconditionnelle.

Ainsi, je poursuis mon chemin avec détermination, prête à affronter les défis qui se présentent à moi, car je sais que chaque pas en avant est un pas vers la justice et l'inclusion pour mon enfant et pour tous ceux qui vivent des situations similaires.

Je veux que nous puissions évoluer dans un pays où nous ne sommes pas considérés comme coupables de refuser d'accepter des miettes indignes pour nos enfants et leurs familles. Il est temps de reconnaître que chaque enfant mérite bien plus que des solutions temporaires ou des aides qui ne répondent pas à leurs véritables besoins. Nous aspirons à un environnement où l'inclusion et le soutien sont des priorités, où chaque famille peut se sentir valorisée et respectée.

Je veux que l'on réétudie notre capacité à avancer sans jugements, sans souffrances, et sans attaques constantes. Trop souvent, les familles de personnes en situation de handicap se retrouvent sous le feu des critiques, leurs intentions mal comprises et leurs luttes minimisées. Je rêve d'un avenir où la compréhension et l'empathie prévalent, où nous pouvons bâtir des ponts au lieu de creuser des fossés.

Je ne souhaite plus avoir à remplir des dossiers MDPH de manière quotidienne, alors que mon fils sera autiste toute sa vie. Cette paperasse incessante et complexe ne fait qu'ajouter une couche de stress à une vie déjà largement compliquée. Je veux que notre système soit simplifié, qu'il s'adapte aux réalités de notre quotidien, et qu'il soit conçu pour alléger notre fardeau plutôt que de l'alourdir.

Je veux vivre en paix, sans avoir à me justifier pour vouloir le meilleur pour mon fils. Mon amour et mon engagement envers lui ne devraient pas être remis en question. Chaque parent mérite de pouvoir défendre les intérêts de son enfant sans craindre le jugement ou la stigmatisation. Je rêve d'une société où le bien-être de nos enfants est au cœur des préoccupations, où chaque voix est entendue et chaque besoin reconnu.

Ensemble, nous pouvons œuvrer pour un changement significatif, bâtissant un avenir où la dignité, l'inclusion et le respect ne sont pas des privilèges, mais des droits fondamentaux pour tous. C'est cette vision d'un monde meilleur pour nos enfants qui me motive à me battre chaque jour.

Nous serons vraiment tous égaux le jour où, enfin, tout cela sera reconnu.

La protection de l'enfance me recontacte avec une nouvelle bouleversante : un deuxième signalement pour information préoccupante vient d'être émis. Mon cœur est lourd, et mon esprit est submergé par un tourbillon d'incrédulité et de désespoir. Chaque sonnerie du téléphone semble porter le poids du monde, et chaque message est une nouvelle épreuve à surmonter. Quelques semaines passent, et le compte rendu de l'équipe des services sociaux arrive, ajoutant une couche supplémentaire à cette montagne d'incertitudes.

Lorsque je décroche le téléphone pour répondre à cet appel, je suis submergée par l'émotion. Les mots fusent de mes lèvres, presque malgré moi, alors que je demande à mon interlocutrice des services sociaux, d'une voix tremblante et chargée de désespoir : « Mais que veulent-ils ? Ma mort ? » Je perçois dans son silence une compréhension sincère, une résonance avec ma propre détresse. Dans un élan de solidarité inattendu, elle me demande ce qu'elle peut faire pour m'aider, un rayon de lumière dans ce tunnel obscur et oppressant.

Je lui réponds avec toute la détermination qu'il me reste : « Aidez-moi à faire en sorte qu'ils acceptent cette instruction en famille pour mon Charly. » C'est tout ce que je demande, une chance pour lui de s'épanouir dans un environnement qui respecte ses besoins et sa dignité, loin des contraintes d'un système qui ne le comprend pas.

Je ne saurai jamais si c'est le fruit du hasard ou le résultat de notre échange, mais après avoir pris soin de soumettre une demande en ligne pour m'assurer que rien ne se perde cette fois-ci, la réponse tant attendue finit par arriver. Enfin, j'avais l'acceptation du rectorat. Ce moment, à la fois surréaliste et libérateur, me remplit d'une joie immense et d'un soulagement indescriptible. Je sens mes épaules se libérer d'un poids, un souffle de liberté après tant de mois d'oppression.

Cette acceptation représente bien plus qu'un simple document administratif ; c'est une validation de notre combat, une reconnaissance de notre détermination et un pas vers un avenir où Charly peut enfin apprendre et grandir dans un cadre bienveillant et adapté à ses besoins. C'est une victoire pour lui, pour notre famille, et pour tous ceux qui, dans l'ombre, se battent pour un droit fondamental. En cet instant, je réalise que chaque bataille, chaque larme versée, n'a pas été vaine. C'est le début d'une nouvelle étape, remplie d'espoir et de promesses pour l'avenir.

Aujourd'hui, une nouvelle page s'ouvre pour Charly : il commence à entrer dans le monde merveilleux de la lecture. Chaque mot déchiffré est une victoire, chaque phrase comprise un pas de plus vers l'autonomie et la confiance en soi. C'est un moment de pure joie qui n'aurait pas été possible sans l'aide précieuse de personnes dévouées qui nous ont soutenus tout au long de ce parcours.

Je tiens à exprimer ma profonde gratitude envers Madame Véronique Boutaric, dont le soutien moral a été inestimable. Elle m'a guidée avec une bienveillance sans faille dans la recherche des manuels adaptés, et sa présence à mes côtés a été une source constante d'encouragement et de réconfort.

Je remercie également le Dr Véronique Azzano, neuropédiatre, pour son expertise et son dévouement. Son engagement envers le bien-être de Charly a été un pilier de notre démarche, nous offrant des conseils éclairés et un accompagnement médical précieux.

Enfin, je suis reconnaissante envers mes deux interlocutrices de la protection de l'enfance. Leur écoute attentive et leur volonté de comprendre et d'aider ont fait toute la différence dans ce parcours souvent semé d'embûches. Leur soutien a permis à notre famille de se sentir moins seule dans cette lutte pour le droit à une éducation adaptée et bienveillante.

Grâce à l'appui de ces personnes formidables, Charly est en train de découvrir la magie de la lecture, certes à son rythme, mais qu'importe, l'essentiel est de franchir la ligne d'arrivée, n'est-ce pas ? Un monde où il peut enfin s'exprimer et s'épanouir. Et pour cela, je ne pourrai jamais assez les remercier.

J'envoie aussi cette dédicace à la meilleure amie de Charly depuis sa naissance, Gaëlle Morel.

À cette deuxième maman pour lui, tant elle a été pure dans ses sentiments.

C'est le parcours d'une mère qui fait face sans relâche à la malchance, à l'abandon, aux erreurs administratives. Tout au long de ma vie, j'ai été qualifiée de chat noir. Mon quotidien était rempli de situations improbables. Cette fausse croyance, qui laisse le détenteur d'un pouvoir agir en toute impunité et briser des vies, doit cesser. Aujourd'hui, je dénonce bien plus qu'un système. Je dénonce l'incapacité de l'État a réellement soutenir les personnes handicapées.

Promouvoir l'inclusion des élèves handicapés dans les écoles exige un engagement collectif et des pratiques adaptées. J'insiste sur la nécessité de sensibiliser et de former le personnel éducatif sur les différents handicaps. Il est urgent de créer de véritables postes d'accompagnants. L'AESH ne peut pas être considérée comme une vocation solide. Il est crucial de combler les lacunes concernant l'encadrement des élèves handicapés.

Il est également impératif de mettre un terme à la culpabilisation des parents d'enfants handicapés : celle-ci peut entraîner des conséquences néfastes sur leur bien-être et affecter la dynamique familiale. Une communication positive, qui mettrait en avant les progrès et les réussites plutôt que de se focaliser sur les défis, serait bénéfique. Créer des groupes de soutien pour les parents serait bien plus constructif que de les mettre en défaut. Je crois qu'il est essentiel de revaloriser le travail colossal que les parents accomplissent pour faire avancer leur enfant. Le défi unique auquel nous sommes confrontés doit, à mes yeux, être davantage respecté que jugé.

La vie d'une mère d'un enfant autiste est souvent marquée par des défis incommensurables. Non seulement à cause des particularités de son enfant, mais aussi en raison des injustices sociales et de la précarité dans laquelle elle évolue. Nous, les mamans, incarnons un amour inconditionnel et nous luttons quotidiennement pour surmonter les obstacles imposés par la société, tout en cherchant à offrir à nos enfants un environnement serein et épanouissant.

Au cœur de ma lutte et de mon amour profond et indéfectible, chaque sourire, chaque progrès, aussi minime soit-il, est une source d'émerveillement. Ces victoires sont souvent rapidement éclipsées par des réalités difficiles. La précarité financière représente l'un des grands défis. Je me suis endettée avec l'espoir de pouvoir travailler tout en m'occupant de mon fils. J'ai acquis un commerce à un prix exorbitant, qui, en raison de circonstances malheureuses, n'était pas forcément florissant.

Le coût exorbitant des prises en charge pour les parents, mais également des outils pédagogiques, ainsi que les dommages occasionnés lors des crises, nous plongent rapidement dans cette précarité. Je cumule mon travail et l'éducation de mon petit, que j'ai la chance de pouvoir garder à mes côtés pendant mes journées de travail. Cela engendre un endettement, car je suis mon propre patron et je dois jongler entre mon fils et les soucis liés au commerce, ce qui me conduit parfois à une fatigue extrême.

Cependant, rien ne me fera baisser les bras. Cette lutte est pour la dignité et les droits de mon petit. Ma résilience et ma capacité d'adaptation me permettent, malgré tout, de ne pas perdre espoir. Je cherche sans relâche à innover pour découvrir des méthodes d'éducation.

J'éprouve donc le désir de surmonter les défis et de les transformer en opportunités d'apprentissage. Chaque jour est consacré à l'envie de rendre mon fils autonome et d'initier la lecture. J'essaie continuellement, malgré les difficultés, de dénicher les ressources pour avancer ensemble avec bienveillance. Je suis, tout comme des milliers de mamans, une force humaine. Si je rédige ce livre, c'est pour dénoncer les injustices liées au handicap.

À chaque pas que nous faisons ensemble, je ressens une vague d'émotions qui m'envahit, un mélange d'espoir et d'anxiété. Parfois, je m'arrête un instant pour observer Charly, absorbé dans ses découvertes, ses yeux brillants d'émerveillement. C'est dans ces moments que je réalise à quel point il est précieux, ce petit être qui défie les attentes et qui, malgré les obstacles, continue d'avancer avec une force qui me dépasse souvent. Mon cœur se serre en pensant aux luttes qu'il devra toujours affronter, mais il s'emplit également de fierté en voyant son courage. Chaque sourire qu'il me lance, chaque progrès qu'il réalise, est une victoire qui efface un peu plus les doutes et les peurs. Je sais que notre chemin ne sera pas facile, mais dans cette aventure, je découvre des réserves d'amour et de détermination que je ne soupçonnais pas. C'est cette connexion profonde, ce lien indéfectible entre nous, qui me pousse à croire qu'ensemble, nous pouvons surmonter toutes les tempêtes. Mon engagement pour lui, pour sa dignité et son bonheur, devient alors une force motrice, un feu sacré qui illumine notre route et nous guide vers un avenir empreint d'espoir et de possibilités infinies.

Alors que Charly grandit, chaque jour apporte son lot d'apprentissages et de défis. J'ai commencé à comprendre que chaque petite victoire, qu'il s'agisse d'un mot prononcé ou d'une interaction réussie avec un camarade, est une étape précieuse dans son développement. Au fil des mois, notre relation s'est intensifiée, non seulement en tant que mère et fils, mais aussi comme partenaires dans un voyage unique. Je réalise que je suis aussi son élève, apprenant de lui à chaque instant, découvrant des facettes de la vie que je n'avais jamais considérées auparavant.

Les jours où il se montre réticent à s'engager dans une nouvelle activité sont souvent les plus difficiles. Je me souviens de la première fois que j'ai essayé de lui faire découvrir la peinture. J'avais préparé tout le matériel, imaginant déjà les chefs-d'œuvre que nous allions créer ensemble. Mais Charly, effrayé par les couleurs vives et la texture de la peinture, a refusé de toucher les pinceaux. À cet instant, j'ai ressenti une vague de frustration. Mais au lieu de forcer, j'ai décidé de m'asseoir à ses côtés, de prendre un peu de peinture sur mes doigts et de lui montrer que c'était amusant, que je pouvais faire des empreintes de mains et des formes colorées.

Petit à petit, il s'est laissé tenter. Cinq minutes plus tard, il était là, riant, ses mains couvertes de peinture, ses yeux s'illuminant à chaque coup de pinceau. Ce moment fut une révélation : parfois, il suffit d'être patient, de montrer l'exemple, et de créer un espace sûr où l'inconnu devient une aventure excitante. Ces petites victoires sont celles qui me donnent la force de continuer, qui nourrissent mon âme et me rappellent que chaque enfant mérite d'être encouragé à explorer son propre monde.

Mais cette aventure ne se limite pas aux activités à la maison. J'ai également cherché à intégrer Charly dans des environnements sociaux adaptés. Cela a été un processus difficile, jalonné de doutes et d'interrogations. Je me souviens de notre première sortie dans un parc pour enfants. J'avais hésité, peur des regards des autres, peur que Charly se sente exclu ou qu'il ne sache pas comment interagir avec les autres enfants. Cependant, cette journée-là, je me suis armée de courage et j'ai décidé d'y aller.

À notre arrivée, je l'ai observé : il regardait les autres enfants jouer, à la fois fasciné et intimidé. J'ai pris sa main et l'ai guidé vers un petit groupe qui jouait à la balle. Au début, il est resté en retrait, mais grâce à ma présence rassurante et à quelques encouragements, il a commencé à participer. À ma grande surprise, il a même initié un jeu de « lancer et attraper » avec un autre enfant. Leurs rires résonnaient dans le parc, et mon cœur débordait de joie. C'était un moment précieux que je n'oublierai jamais.

Ces expériences m'ont appris que l'inclusion nécessite de la patience et de la compréhension, non seulement de la part des parents, mais aussi des autres enfants et des adultes. J'ai commencé à organiser des rencontres entre parents d'enfants autistes, créant un réseau de soutien où nous pouvions partager nos inquiétudes et nos réussites. Ces réunions sont devenues des havres de paix où chacun pouvait exprimer ses émotions, où les rires et les larmes se mêlaient dans une communion d'espoir et de résilience.

À travers ces échanges, j'ai réalisé que nous ne sommes pas seuls. Chaque parent, chaque enfant a son propre chemin, et ce chemin est souvent semé d'embûches. Mais ensemble, nous avons trouvé la force de nous battre pour un avenir meilleur, non seulement pour nos propres enfants, mais aussi pour tous ceux qui vivent avec des différences. Chaque partage d'expérience, chaque conseil reçu, chaque regard complice échangé renforçaient notre détermination à faire entendre nos voix.

L'amour que je ressens pour Charly ne cesse de grandir, tout comme ma compréhension de son monde. Je commence à apprécier ces moments de solitude, ces instants où il s'immerge dans ses pensées et ses passions. Il m'enseigne l'importance de vivre le moment présent, de savourer chaque instant sans se soucier du regard des autres.

Un jour, mon petit au parc me demande : « Maman, pourquoi je suis autiste ? » Mon Dieu, quelle tâche difficile. Les mots se bloquaient dans ma gorge, et un frisson d'angoisse me parcourut. Je le regardais, ses yeux pleins d'innocence, cherchant une réponse qui pourrait apaiser ses doutes et ses questions.

Comment expliquer ce qu'il ressentait, cette différence qu'il percevait déjà dans le regard des autres ? L'autisme, pour lui, n'était pas simplement un mot ; c'était une réalité tangible, une pièce de son identité qu'il peinait à comprendre. Je pris une profonde inspiration, tentant de rassembler mes pensées, cherchant à formuler une réponse qui serait à la fois honnête et réconfortante.

« Mon chéri, commençai-je doucement, l'autisme est une façon dont ton cerveau fonctionne. Cela signifie que tu peux voir le monde d'une manière unique, avec des talents et des forces qui te sont propres. Certaines choses peuvent être plus difficiles pour toi, comme comprendre comment les autres se sentent ou gérer beaucoup de bruit autour de toi. Mais cela ne change rien à la beauté de qui tu es. Tu es spécial et précieux, et il y a tant de choses merveilleuses en toi.

Mais surtout, tu es très intelligent, c'est pour ça que c'est difficile pour les autres. Tu sais les gens ont du mal avec les personnes intelligentes. Tu devras apprendre chaque jour à te protéger de tout cela. En n'oubliant jamais quelle valeur tu as dans ce monde. »

Je vis une lueur dans ses yeux, un mélange de curiosité et de soulagement. Il avait besoin de savoir que sa différence faisait partie de ce qui le rendait extraordinaire. Je poursuivis, en lui parlant des personnes qui, comme lui, avaient des manières différentes de voir le monde : des artistes, des inventeurs, des scientifiques, et combien leur diversité apportait de la richesse à la vie.

« Ta façon de penser est une force, et je suis là pour t'aider à naviguer dans tout ça, quoi qu'il arrive. Ensemble, nous allons apprendre et grandir. »

Dans ce moment, je réalisai que ma réponse n'avait pas besoin d'être parfaite, mais qu'elle devait venir du cœur, pleine d'amour et d'acceptation. C'était un début, un pas vers la compréhension, et je savais que chaque conversation, chaque moment partagé, serait une pierre angulaire de son chemin vers l'acceptation de lui-même.

Je sais que l'amour que je lui porte l'aidera à se construire avec le moins de peine possible.

Un jour, alors que nous étions tous deux assis dans le jardin, il a commencé à observer les insectes qui évoluaient autour de nous. Fasciné, il a passé de longues minutes à les regarder, à les étudier. J'ai réalisé alors qu'il avait une connexion profonde avec le monde qui l'entoure, une façon d'interagir avec la nature qui lui était propre. Cela m'a rappelé que la beauté de la vie réside dans les détails, dans les petites choses que nous prenons souvent pour acquises.

Ces moments partagés me rappellent que chaque enfant est unique et que leur différence doit être célébrée. Je suis convaincue que l'éducation doit s'adapter à chaque enfant, plutôt que de forcer chaque individu à se conformer à une norme. Charly m'a montré que l'amour et la compréhension peuvent ouvrir des portes que l'on pensait fermées à jamais.

Un jour, Charly a détruit les fleurs que j'avais plantées dans le jardin, après une nouvelle crise émotionnelle ; j'ai choisi de le laisser faire. Je savais que m'interposer n'aurait fait qu'aggraver les choses. Alors, j'ai regardé, impuissante, mes fleurs se faner sous ses mains, presque avec une sorte de résilience.

Après la tempête, lorsque Charly s'est calmé, il s'est mis à pleurer, se considérant comme un monstre. « Je suis un monstre, m'a-t-il dit la voix brisée, j'ai cassé toutes tes fleurs. » À ces mots, mon cœur s'est serré. Comment mon enfant, mon précieux enfant, pouvait-il se percevoir ainsi ?

J'ai pris Charly dans mes bras, le berçant doucement. « Non, mon chéri, tu n'es pas un monstre. Tu es mon fils, mon rayon de soleil, et ma plus belle fleur c'est toi. Parfois, ton cerveau fonctionne différemment, et cela peut te faire vivre des moments difficiles. Mais ça ne fait pas de toi un monstre, bien au contraire. »

Je voyais la détresse dans ses yeux, cette peur d'être rejeté, de ne pas être aimé pour qui il était. Avec douceur, j'ai caressé ses cheveux, cherchant les mots justes pour le rassurer. « Tu es unique, Charly, et c'est ce qui fait toute ta beauté. Ton autisme fait partie intégrante de toi, mais il ne te définit pas.

Tu es tellement plus que ça : tu es gentil, créatif, intelligent. Et je t'aime, de tout mon cœur, exactement comme tu es. »

Mes paroles semblaient l'apaiser peu à peu. Il s'est blotti contre moi, comme s'il voulait s'y fondre, trouver refuge dans mon étreinte. Je savais que ce ne serait pas facile tous les jours, que les crises et les défis continueraient, mais, malgré les épreuves et les frustrations que nous traversons face à la rigidité du système, je suis là pour mon enfant autiste. Dans ces moments difficiles, je peux le prendre dans mes bras et l'envelopper de tout mon amour inconditionnel. Je sais que ma présence rassurante et mon soutien indéfectible sont essentiels pour lui.

Mes gestes tendres et mes mots apaisants lui font sentir qu'il n'est pas seul, qu'il peut compter sur moi quoi qu'il arrive. Mon amour est un rempart contre les obstacles qu'il doit affronter, une force qui lui permet de puiser l'énergie nécessaire pour continuer à se battre.

Une autre fois, nous regardions ensemble un film sur l'autisme, dont le titre est « T'en fais pas, je suis là ». Charly semblait vouloir comprendre des choses. Nous nous sommes installés tous les deux face à l'écran. Dans une des scènes, le petit garçon fait une grosse crise. Juste après cette scène, Charly m'a pris la main. Je ne pourrai jamais oublier cet instant, tant j'ai été bouleversée par ce moment de partage.

Alors j'écris pour Charly, pour tous les enfants comme lui, et pour les parents qui se battent chaque jour pour faire entendre leurs voix. Je veux que notre histoire résonne, qu'elle inspire et qu'elle ouvre des cœurs. Car au-delà des défis, au-delà des larmes, il y a une lumière, celle de l'amour inconditionnel qui, à chaque instant, nous guide sur le chemin de la compréhension et de l'acceptation.

Cette analyse vise à approfondir l'expérience avec mon fils, en mettant en lumière les défis et les petites victoires qui accompagnent notre parcours ensemble.

Les obstacles, qu'ils soient liés à la santé, à la précarité ou aux difficultés de ma vie personnelle, m'ont mise à rude épreuve, me confrontant à des défis que peu de gens peuvent vraiment comprendre. Chaque épreuve a laissé des marques indélébiles, tant sur mon corps que sur mon esprit. Les douleurs physiques, résultant d'un combat constant, sont devenues une réalité quotidienne, se manifestant par des fatigues chroniques, des tensions inexorables et une lassitude qui s'immisce dans chaque aspect de ma vie.

Parfois, je me demande quelle est cette force insoupçonnée qui me permet encore d'avancer, de continuer à lutter contre les tempêtes qui s'abattent sur mon existence. C'est comme si, au cœur de ce tumulte, une résilience profonde émergeait, alimentée par l'amour pour mon fils et le désir ardent de lui offrir un avenir meilleur. Les cicatrices de mes batailles témoignent de mes combats, mais elles symbolisent aussi une force que j'ignorais posséder.

Les heures passées à jongler entre mes responsabilités, à affronter chaque journée avec bravoure, malgré la fatigue et les douleurs, me rappellent que je suis capable de surmonter des épreuves qui auraient pu abattre bien d'autres. Enrichies par ces expériences, mes luttes deviennent des leçons de vie, forgeant un caractère déterminé et une volonté inébranlable. Dans cette quête de sérénité et d'épanouissement, je découvre peu à peu que, malgré les dégâts physiques occasionnés par tant de douleurs, je suis encore debout, prête à me battre pour ceux qui comptent le plus pour moi.

Rien ni personne ne m'a épargnée. Pourtant, malgré les épreuves qui se sont accumulées, je demeure d'une force remarquable, façonnée par les défis et les luttes que j'ai affrontés. Cependant, cette force apparente ne doit pas occulter ma sensibilité extrême. En réalité, c'est cette sensibilité qui me rend profondément humaine, capable de ressentir chaque émotion avec une intensité rare.

Les blessures que j'ai subies, qu'elles soient physiques ou émotionnelles, ont laissé des traces, mais elles ont également cultivé en moi une empathie profonde. Je suis touchée par la souffrance des autres, et chaque douleur que je traverse me rapproche un peu plus de ceux qui vivent des expériences similaires. Cette capacité à ressentir est à la fois un don et un fardeau. Elle me permet de comprendre et d'accepter les nuances de la vie, mais elle m'expose également à des vagues de tristesse et de désespoir.

Ainsi, je me retrouve dans une lutte constante entre ma force intérieure, qui me pousse à avancer et à me battre, et ma sensibilité, qui me rend vulnérable aux aléas de la vie. Parfois, je me demande comment ces deux aspects de ma personnalité coexistent. Ma force me permet de surmonter les obstacles, de me relever après chaque chute, tandis que ma sensibilité me rappelle la beauté et la fragilité de la vie.

C'est dans cette dualité que je trouve un équilibre. Ma sensibilité me confère une profondeur d'âme, une capacité à apprécier les petites choses, à reconnaître la beauté dans les moments les plus simples. Elle nourrit ma détermination à créer un environnement empreint de bienveillance pour mon fils et pour ceux qui m'entourent. Ainsi, même si rien ni personne ne m'a épargnée, je choisis de porter ma sensibilité comme un insigne de courage, un symbole de mon humanité dans un monde souvent implacable.

Seule dans une région où l'acceptation demeure un défi complexe, j'ai souvent dû avancer dans l'ombre, me frayant un chemin sans le soutien que j'espérais. Trahie par ceux qui se présentaient comme proches, voire très proches, j’ai appris à naviguer dans un monde où la confiance est précieuse, mais parfois éphémère. Malgré ces expériences décevantes, je tiens fermement à ne pas altérer mon être. Je désire ardemment croire en l'humanité, en la capacité des gens à faire preuve de compassion et de compréhension.

Il est vrai que, dans cette quête d'acceptation, je fais face à une sévérité extrême de la part de certains. Les jugements hâtifs et les préjugés peuvent être accablants, et il est parfois difficile de rester sereine face à tant de rigidité. Pourtant, au fond de moi, je refuse de céder au cynisme. Chaque jour, je choisis de garder l'esprit ouvert et le cœur disponible, en espérant que, derrière les façades, il existe des âmes prêtes à accueillir la différence.

Cette solitude m'a appris la valeur de la résilience. Elle m'a poussée à puiser dans mes ressources intérieures pour avancer, à cultiver ma force et ma détermination. En dépit des trahisons et des déceptions, je persiste à croire que l'authenticité et la bienveillance peuvent triompher des obstacles. Je demeure fidèle à moi-même, à mes valeurs, et je m'efforce de rayonner cette lumière dans un monde qui, parfois, semble obscurci par l'intolérance.

Ainsi, même si le chemin est semé d'embûches et que l'acceptation est un combat quotidien, je m'accroche à l'idée que chaque pas vers la compréhension et l'empathie est une victoire en soi. Je suis déterminée à ne pas laisser les expériences négatives me définir, mais plutôt à en faire des enseignements qui nourrissent ma foi en l'humanité.

Je vais poursuivre cette démarche avec une ferveur inébranlable, déterminée à défendre les droits et la dignité de nos enfants différents. Chaque jour, je m'engage à combattre les préjugés et les injustices qui, trop souvent, ternissent leur existence et étouffent leur potentiel. Cette lutte n'est pas seulement personnelle ; elle est empreinte d'une conviction profonde que chaque enfant mérite d'être respecté et valorisé, indépendamment de ses particularités.

Je me tiens fermement aux côtés de ceux qui, comme moi, croient en l'égalité des chances et en la reconnaissance des diversités. Mon combat s'articule autour de la sensibilisation, de l'éducation et de la promotion d'une compréhension plus profonde des défis auxquels nos enfants sont confrontés au quotidien. Je refuse de laisser les stéréotypes dicter leur avenir ou définir leur identité. Au contraire, je m'efforcerai d'ériger des ponts entre les générations, d'ouvrir des dialogues constructifs et de semer des graines de compassion dans le cœur de ceux qui les entourent.

Dans cette quête, je ne suis pas seule. Je me joins à d'autres parents, à des éducateurs, à des défenseurs des droits de l'homme, tous unis par un même objectif : bâtir un monde où chaque enfant, qu'il soit différent ou non, peut s'épanouir pleinement. Ensemble, nous ferons front contre les injustices, car c'est par l'union de nos forces et de nos convictions que nous parviendrons à instaurer un changement significatif.

Résumé

Dans ce témoignage, je raconte mon expérience en tant que mère d'un enfant autiste, Charly, et le sentiment profond d'abandon que j'ai ressenti face à un système qui ne répond pas à nos besoins. Dès le début, j'ai réalisé que le parcours de Charly serait semé d'embûches, et pourtant, j'étais déterminée à lui offrir la meilleure vie possible.

À chaque étape, je me heurtais à des institutions qui semblaient plus préoccupées par leurs procédures que par le bien-être de mon fils. J'ai fait face à des refus, à des jugements et à une bureaucratie lourde qui ne prenait pas en compte notre réalité. Les promesses de soutien étaient souvent vides, et je me suis sentie isolée dans ma lutte pour défendre les droits de Charly.

Ce sentiment d'abandon m'a profondément affectée. J'ai dû naviguer dans un monde où les ressources étaient limitées et où la compréhension des besoins spécifiques de Charly était quasiment absente. J'avais l'impression d'être en guerre contre un système qui n'écoutait pas, qui ne voyait pas l'enfant que j'aimais tant.

Malgré ces défis, j'ai continué à me battre, à chercher des alternatives et à créer des réseaux de soutien avec d'autres parents. Chaque victoire, aussi petite soit-elle, était une lueur d'espoir dans un océan d'indifférence. Je voulais que notre histoire serve de voix à ceux qui, comme nous, se sentent abandonnés par un système qui devrait être là pour les protéger et les soutenir. Mon engagement à défendre Charly et à dénoncer ces injustices est devenu ma mission, car je refuse de laisser le système nous écraser.

Pourrions-nous un jour aspirer à vivre avec la légèreté et la sérénité que nous méritons tant ? J'espère sincèrement que ce livre pourra ouvrir de nouvelles portes et faire entendre la voix de toutes ces familles, de ces enfants trop souvent ignorés.

J'aspire à pouvoir vieillir sans avoir à me préoccuper constamment de ce qui adviendra de mes proches après moi. Que deviendras-tu, Charly ?

Les inquiétudes des parents dans ma situation concernent aussi et surtout l'avenir : que se passera-t-il lorsque nous ne serons plus là ? Comment assurer la prise en charge et le bien-être de nos enfants ?

Puisse ce livre être le porte-parole de tous ceux qui attendent d'être entendus, écoutés et soutenus. Puisse-t-il contribuer à faire évoluer les mentalités et à construire une société plus juste et solidaire, où chacun pourra trouver sa place et sa dignité.

Cette histoire pourrait en effet comporter encore plus de détails concernant mon quotidien avec mon fils, mais l'essentiel est, à mon sens, dit. La complexité quotidienne est devenue presque banale dans notre vie.

« J'invite sincèrement les pouvoirs publics à reconsidérer leurs priorités. »

Je remercie mes enfants Hugo et Antoine, les frères de Charly, pour leur soutien sans faille.

Une fratrie qui a aidé à ce que Charly progresse dans l'amour.

Le 20 janvier 2025, nous avons été inspectés pour l'instruction en famille.

Deux personnes vraiment sympathiques et compréhensives de l'inspection sont venues nous rendre visite.

L'entretien s'est bien déroulé.

Et Charly a montré de quoi il était capable.

Ce livre sortira avant que je ne puisse savoir si mon instruction en famille pour l'année scolaire 2025-2026 est accordée.

Charly et moi sommes sur le point de nous lancer dans une incroyable aventure en camping-car à travers la France. Qui l'aurait cru alors qu'il y a peu, Charly ne voulait même plus monter dans une voiture ? C'est une véritable victoire que de le voir prêt à partir. Ce road trip nous offrira l'opportunité de renforcer notre lien, tout en emmenant avec nous Peluche, le petit chien adoré de Charly.

Nous allons parcourir des paysages divers, passant des plages ensoleillées de la Côte d'Azur aux majestueuses montagnes des Alpes. Chaque destination sera non seulement une nouvelle découverte géographique, mais aussi une occasion de mieux nous connaître.

Nous ne savons pas encore la date exacte de notre départ. Mais je sais que nous partirons à huit heures cinquante. L'heure que Charly a voulue. Petit clin d'œil autistique (*rire*).

Peluche, notre compagnon à quatre pattes, apportera une touche de gaieté à nos journées. Que ce soit en jouant sur le sable ou en se blottissant contre Charly lors de nos soirées étoilées, il symbolisera notre complicité.

Ce voyage dépasse largement le cadre d'une simple escapade. C'est un témoignage de la force de notre relation, affirmant que l'autisme ne doit pas être perçu comme un frein, mais comme un chemin vers de nouvelles découvertes. Nous sommes déterminés à transformer chaque défi en une chance d'apprendre et de grandir.

Ensemble, nous continuerons à nourrir nos rêves, à espérer des moments de bonheur et à savourer chaque instant. Ce road trip sera notre conquête, une aventure qui nous unira davantage et nous rappellera que l'amour et la compréhension peuvent surmonter tous les obstacles.

Dépôt légal : mai 2025
Achevé d'imprimer : mai 2025
COPYMEDIA
www.copy-media.net
IMPRIM'VERT
imprifrance
1 bis avenue de Guitayne - 33610 CANÉJAN
Imprimé sur papier **Clairefontaine** fabriqué dans les Vosges.